Dr. Swapna Patankar
Dr. Amod Patankar
Dr. Reshmi Sharma

Tumores neurais orais

Dr. Swapna Patankar
Dr. Amod Patankar
Dr. Reshmi Sharma

Tumores neurais orais

ScienciaScripts

Imprint

Any brand names and product names mentioned in this book are subject to trademark, brand or patent protection and are trademarks or registered trademarks of their respective holders. The use of brand names, product names, common names, trade names, product descriptions etc. even without a particular marking in this work is in no way to be construed to mean that such names may be regarded as unrestricted in respect of trademark and brand protection legislation and could thus be used by anyone.

Cover image: www.ingimage.com

This book is a translation from the original published under ISBN 978-613-7-19670-0.

Publisher:
Sciencia Scripts
is a trademark of
Dodo Books Indian Ocean Ltd. and OmniScriptum S.R.L publishing group

120 High Road, East Finchley, London, N2 9ED, United Kingdom
Str. Armeneasca 28/1, office 1, Chisinau MD-2012, Republic of Moldova, Europe
Printed at: see last page
ISBN: 978-620-5-66244-1

Copyright © Dr. Swapna Patankar, Dr. Amod Patankar, Dr. Reshmi Sharma
Copyright © 2023 Dodo Books Indian Ocean Ltd. and OmniScriptum S.R.L publishing group

INTRODUÇÃO

"O cancro não é uma sentença de morte, mas sim uma sentença de prisão perpétua; empurra-nos para a vida".

Marcia Smith

"O cancro é uma viagem, mas anda-se na estrada sozinho. Há muitos lugares para parar no caminho e obter alimento - basta estar disposto a tomá-lo".

Emily Hollenbergs

O cancro é uma das principais causas de morte em todo o mundo. Existem mais de 200 tipos diferentes de cancro que afectam os seres humanos, e quase 8 milhões de pessoas morrem todos os anos de cancro. O cancro é uma classe de doenças com diferentes causas. Quando uma pessoa tem cancro, as células de uma parte afectada do seu corpo começam a crescer incontrolavelmente e a formar tumores.

O sistema nervoso consiste em dois tipos principais de células, ou seja, a célula nervosa e as suas células de suporte. A unidade estrutural e funcional do sistema nervoso é a célula nervosa ou neurónio, que possui os delicados processos citoplásmicos chamados fibras nervosas. As células neuronais do sistema nervoso central, as células de Schwann e as células satélites dos gânglios do sistema nervoso periférico são as células de suporte.[1, 7]

Existem dois tipos de tumores, benignos e malignos. Os tumores benignos não são cancerígenos. Estes tumores não continuam a crescer incontrolavelmente e a espalhar-se para outras partes do corpo, mas os tumores malignos sim. Os tumores malignos propagam-se através da corrente sanguínea ou através do sistema linfático do corpo.[32]

Os tumores do tecido neural surgem em ligação com a bainha dos nervos periféricos, os neurónios e as próprias células nervosas imaturas. Estas neoplasias de origem neurogénica surgem a partir das células de origem neuroectodérmica.

A maioria dos tumores do sistema nervoso periférico deriva de células de Schwann e dos seus elementos nervosos periféricos. Surgem principalmente de nervos cranianos e espinais e das suas raízes, mas tumores semelhantes ocorrem também no sistema nervoso periférico autonómico, medula adrenal e outros locais do corpo.[34, 35]

Na região oral, os tumores neurais ocorrem tanto nos tecidos moles como nos ossos da mandíbula. Ocorrem como um inchaço superficial indolor e suave nos tecidos moles da boca, sendo a língua o local mais comum. Dentro dos ossos da mandíbula apresentam uma taxa de crescimento lenta e uma ligeira expansão das placas corticais.

Verifica-se que a grande maioria dos tumores neurogénicos que surgem na cabeça e pescoço são benignos e que as neoplasias malignas têm geralmente uma propensão para a invasão local em vez de metástases regionais ou distantes.

Um espectro de tumores neurais benignos e malignos pode ocorrer na região oral e perioral. O padrão de crescimento e o comportamento clínico subsequente dos tumores neurogénicos difere em diferentes locais e coloca problemas diagnósticos e terapêuticos significativos.[31]

O nervo periférico é a fonte de uma vasta gama de tumores, tanto não-neoplásicos como neoplásicos. Durante as últimas três décadas, esta área sofreu uma extensa reavaliação com reavaliação de entidades antigas, descrevendo novas entidades e clarificando a relação entre tumores benignos e malignos.

As neoplasias das bainhas do nervo periférico ocupam um lugar único entre os tumores dos tecidos moles. Primeiro, em vez de derivar de uma célula mesenquimatosa, assume-se que a maioria das neoplasias do nervo periférico provêm de células de origem neuroectodérmica. Em segundo lugar, a maioria dos tumores malignos das bainhas nervosas surgem de tumores benignos anteriores. Devido à tendência para transformação maligna, a capacidade de distinguir entre vários tipos de neoplasias benignas de nervos periféricos é de importância vital.[35]

Os tumores neurais que ocorrem normalmente na região da cabeça e pescoço são neurilemmoma, neurilemmoma antigo (uma variante histológica do neurilemmoma), neurofibroma (uma forma solitária ou como manifestação da doença de Von Recklinghausen da pele). Os raros tumores neurais na região da cabeça e pescoço são neuroma encapsulado em paliçada, mixoma da bainha nervosa, neuroblastoma olfactivo e ganglioneuroma. Condições hereditárias como a síndrome de Neoplasia Endócrina Múltipla III e o tumor neuroectodérmico primitivo da infância, também se manifesta na cavidade oral. Os tumores neurais que ocorrem nos maxilares mostram o alargamento do canal nervoso mandibular.

As radiografias também são úteis na avaliação da extensão dos danos causados por estas lesões. A microscopia electrónica é uma técnica / método de diagnóstico para estabelecer o diagnóstico definitivo a nível subcelular, como a descoberta de células com numerosos processos e grânulos de catecolamina ligados à membrana, característicos das células do sistema nervoso e de origem neural. A imuno-histoquímica provou ser uma ferramenta muito valiosa no diagnóstico de tumores neurológicos. Anticorpos policlonais ou monoclonais como S-100, EMA, GFAP, Snaptophysin e Leu-7 são úteis como marcadores de diagnóstico de tumores neurológicos.[49]

Assim, aqui está uma breve discussão sobre vários Tumores Neuronais Orais que ocorrem na cavidade oral e a sua classificação, etiologia, origem, características clínicas e histopatológicas.

O objectivo desta Dissertação da Biblioteca é dar conta clara e actualizada dos vários aspectos dos Tumores Neurais Orais, com razoável compreensão da sua classificação, etiologia, origem, características clínicas e histopatológicas, o que ajudará a compreender a etiologia básica e patologia dos Tumores Neurais Orais. Isto ajudará no diagnóstico precoce e no tratamento adequado dos pacientes.

REVISÃO DE LITERATURA

Um estudo do desenvolvimento do sistema nervoso ajuda a compreender a sua organização complexa e a ocorrência de várias anomalias congénitas e malignidades. Todo o sistema nervoso é derivado do ectoderma, excepto os seus vasos sanguíneos e alguns elementos neuroloiais. A população celular específica do ectoderme precoce dá origem ao ectoderme neural que mais tarde se diferencia em tubo neural, crista neural e placódios ectodérmicos.

Anatomicamente, o sistema nervoso está dividido em duas partes, o sistema nervoso central e o sistema nervoso periférico. O sistema nervoso central (SNC) é constituído pelo cérebro e a medula espinal. O sistema nervoso periférico (SNP) inclui todos os tecidos neurais exteriores ao SNC, tais como 12 pares de nervos cranianos, 31 pares de nervos espinais e gânglios associados aos nervos cranianos e espinhais.

No sistema nervoso periférico (SNP), todos os axónios são envolvidos pelas células especializadas de Schwann; diz-se que são mielinizados. Os axónios do sistema nervoso autónomo (SNA), são simplesmente envolvidos pelo citoplasma das células de Schwann; diz-se que são não mielinizados.

Funcionalmente, o sistema nervoso está dividido em duas partes, divisão aferente & a divisão eferente. A divisão aferente traz informação sensorial ao SNC. O SNC interpreta a informação sensorial e envia comandos através da divisão eferente para produzir uma resposta.

A degeneração é vista imediatamente quando a fibra nervosa é cortada. O axónio já não está em continuidade com o corpo da célula nervosa. A regeneração da fibra nervosa começa normalmente em duas semanas após a lesão.

Esta revisão da literatura irá delinear o desenvolvimento do sistema nervoso e neurónio, estrutura do nervo, mielinização e desmielinização do nervo, diferentes tipos

de degenerações observadas em nervos, regeneração do sistema nervoso e vários tumores neurais orais benignos e malignos.

DESENVOLVIMENTO & ESTRUTURA DE NERVE:

Arthur Hess estudou ***em 1958*** sob o microscópio electrónico ligeiro, a fina estrutura das Células e Fibras nervosas, Neuroglia, e Bainhas da Cadeia de Ganglion na Barata. As fibras nervosas estão embutidas nas células gliais e rodeadas por extensões da membrana plasmática. Dependendo do seu tamanho, duas ou várias fibras nervosas podem partilhar uma única célula glial. As fibras nervosas próximas das suas terminações noutras fibras nervosas contêm partículas e numerosas mitocôndrias grandes. O gânglio é ensaiado por um espesso feltro de tecido conjuntivo e células perilemais. As fibras nervosas e as bainhas no conjuntivo tornam-se mais finas à medida que passam através dos gânglios.[1]

ARTHUR HE

SS,

Jack Rosenbluth et al em 1961 estudaram a fina estrutura dos corpos das células nervosas e as suas bainhas de mielina nos oito gânglios nervosos do peixe-dourado. O oitavo gânglio nervoso craniano consiste em corpos de células nervosas bipolares que ocupam cada um parte de um segmento internodal. As bainhas pericilares vão desde uma única camada de citoplasma de células de Schwann nas células mais pequenas até à típica mielina compacta espessa na maior. Na maioria dos perikarya, a bainha apresenta uma forma intermédia, constituída por múltiplas camadas de citoplasma de células de Schwann (mielina solta), ou de mielina solta e compacta contínua umas com as outras. Os internódios, para além daquele que contém o corpo celular, contêm apenas mielina compacta. Na mielina solta, a espessura de cada camada de citoplasma de células de Schwann é cerca de 100 A. Pode ser muito maior nas camadas mais exteriores da bainha, ou o citoplasma pode afinar e até desaparecer com a formação de uma grande linha densa. As camadas citoplasmáticas estão separadas umas das outras por uma zona clara, de 40 a 200 A de largura, que nas suas porções mais largas pode conter uma linha intermédia. Desmosomas ocorrem por vezes entre as lamelas. O citoplasma pericárdico contém inclusões granulares e membranosas. As células grandes cobertas pela mielina compacta têm uma concentração consistentemente maior de neurofilamentos e uma concentração reduzida de ribossomas.[2]

Waxman SG et al, em 1993, estudaram a membrana do axônio mielinizado e expressam um rico repertório de moléculas fisiologicamente ativas: (1) os canais sensíveis à tensão NA+ são agrupados a alta densidade (aproximadamente 1.000/microns 2) na membrana axonal nodal e estão presentes a menor densidade (< 25/microns 2) na membrana axonal internodal sob a mielina. Os canais de Na+ também estão presentes nos processos celulares de Schwann (no nervo periférico) e nos processos astrocíticos perinodais (no sistema nervoso central) que contactam a membrana axonal rica em canais de Na+ no nó. Em algumas fibras desmielinizadas, a membrana axonal barrada (anteriormente internodal) reorganiza e expressa uma densidade de canais de Na+ superior à normal, fornecendo uma base para a restauração da condução. A presença de processos de células gliais, adjacentes a focos de canais de Na+ em axónios imaturos e desmielinizados, sugere que as células gliais participam no agrupamento de canais de Na+ na membrana axonal. (2) Os canais K+ "rápidos", sensíveis à 4-aminopiridina, estão presentes na membrana axonal paranodal ou internodal sob a mielina; estes canais podem funcionar para evitar a reexcitação após potenciais de acção, ou participar na geração de um potencial de repouso internodal. (3) Os canais K+ "lentos", sensíveis ao tetraetilamónio, estão presentes na membrana axonal nodal e, em densidades mais baixas, na membrana axonal internodal; a sua activação produz um pós-potencial hiperpolarizante que modula a queima repetitiva. (4) O "rectificador interno" é activado por hiperpolarização. Este canal é permeável aos iões Na+ e K+ e pode modular a excitabilidade axonal ou participar na reabsorção iónica após a actividade. (5) Na+/K(+)-ATPase e (6) Ca(2+)-ATPase estão também presentes na membrana axonal e funcionam para manter os gradientes transmembrana de Na+, K+, e Ca2+. (7) Uma molécula antiporter especializada, o permutador Na+/Ca2+, está presente nos axônios mielinizados dentro da matéria branca do sistema nervoso central.[3]

Carlos Lois et al em 1993, declararam que as células da zona subventricular (SVZ) proliferam espontaneamente in vivo no telencéfalo dos mamíferos adultos. Vários estudos sugerem que as células da zona SVZ não se diferenciam após mitose em neurónios ou glia, mas morrem. Mostraram que as células SVZ marcadas no cérebro de ratos adultos com [3H]timidina se diferenciam directamente em neurónios e glia em culturas explantes. A rotulagem in vitro com [3H]timidina mostrou que 98% dos neurónios que se diferenciam dos explantes SVZ são derivados de células precursoras que foram submetidas à sua última divisão in vivo. Este relatório identifica as células SVZ como precursores neuronais num cérebro de mamífero adulto.[4]

Goldman JE em 1995, examinou os destinos de desenvolvimento e os padrões de migração das células imaturas na zona subventricular (SVZ) do cérebro do mamífero através da rotulagem de células SVZ de rato pós-natal por injecção estereotáxica de retrovírus murino deficiente em replicação com genes de repórter. As células SVZ migram para a matéria branca, córtex e estriato adjacentes, e diferenciam-se em astrocitos e oligodendrócitos. Na matéria branca, diferenciam-se em grande parte em oligodendrócitos, enquanto na matéria cinzenta, diferenciam-se tanto em oligodendrócitos como em astrocitos. In vitro, as células SVZ são multipotenciais, capazes de gerar ambos os tipos de glia, bem como neurónios. Os destinos de desenvolvimento são em parte controlados por importantes sinais ambientais que as células encontram durante a sua migração.[5]

Fraher J et al, em 1995, realizou um estudo sobre as especializações em células Glial-Schwann na transição do sistema nervoso central-periférico. Este estudo descreve pela primeira vez a zona de transição do sistema nervoso central (SNC)-periférico (SNP) de um membro da classe vertebrada Agnatha, a saber, a lampreia marinha. Preocupa-se em particular com a contribuição do tecido glial para a TZ e a interface Schwann célula-CNS. Os processos celulares de Schwann estendem-se abaixo da superfície do cordão e tornam-se estreitamente ligados aos processos gliais. Além disso, juntamente com o axônio, os processos glial TZ e a lâmina basal, ligam uma extensa rede periaxonal de espaços na TZ, na qual se projectam os processos celulares finos de Schwann. Consequentemente, as redes podem representar uma forma primitiva de lacuna do nó.[6]

Scherer SS em 1996, estudou & conclui que no sistema nervoso periférico, os nós de Ranvier são formados por interacções entre as células mielinizantes de Schwann e os axónios. Os nós têm uma intrincada ultraestrutura, e a sua arquitectura molecular é igualmente complexa. Tem sido encontrada uma lista crescente de moléculas que estão selectivamente localizadas em diferentes partes dos nós. A molécula de adesão celular neural (N-CAM), LVNg-CAM, e tenascina/cytotactina são enriquecidas na lâmina basal nodal; o ácido hialurónico, a versican/hyaluronectina, N- CAM, LVNg-CAM, tenascina/cytotactina, e o ganglioside GM1 são enriquecidos na lacuna nodal; glicoproteína associada à mielina, oligodendrocyte-myelin glycoprotein, connexin32, E-cadherin, actin, os gangliosides GQ1b e GD1b, o canal de potássio KV1.5, e a fosfatase alcalina são enriquecidos na região paranodal da célula de Schwann; os canais de sódio dependentes da tensão e as proteínas citoesqueléticas espectrina e ankyrin são enriquecidos no axolemma nodal. Muitas destas moléculas são provavelmente essenciais para o bom funcionamento e estabilidade dos nódulos.[7]

Arroyo EJ et al, em 1999, estudaram células de Schwann e oligodendrócitos que fazem as bainhas de mielina do PNS e CNS, respectivamente. As suas bainhas de mielina são estruturalmente semelhantes, consistindo em múltiplas camadas de membrana celular especializada que se espiralam em torno dos axónios, mas existem várias diferenças. (1) A mielina do SNC tem um "componente radial" composto por uma proteína de junção apertada, a claudina- 11/oligodendrocyte-specific protein. (2) As células de Schwann têm uma lamina basal e microvilli. (3) Embora ambas as bainhas de mielina do SNC e do SNS tenham incisuras, as do SNC não têm os componentes estruturais, bem como os componentes moleculares das junções aderentes "reflexivas" e das junções de fendas. Apesar das suas diferenças estruturais, as membranas axonais do ENP e do SNC estão organizadas de forma semelhante. A membrana paranodal contém Caspr/paranodin, que pode participar na formação de junções axoglial.[8]

Goldman JE et al 2001, realizaram experiências utilizando retrovírus de replicação deficiente para transferir genes marcadores em células imaturas, caracterizámos padrões espaciais e temporais de migração e diferenciação dos progenitores glial no cérebro e cerebelo do rato no início do pós-natal, e diferenciação interneuronal no cerebelo. Os progenitores não migram aleatoriamente, mas seguem caminhos discretos, em grande parte confinados a um plano coronal no cérebro e a um plano sagital no cerebelo. A glia radial fornece um substrato para a migração. Estudos in vitro sugerem que a glia radial contribui com um caminho permissivo ao longo do qual os progenitores num estado imaturo e migratório. As pistas ambientais locais que os progenitores encontram durante a migração podem influenciar substancialmente as decisões de destino. Nem todos os progenitores se diferenciam; alguns permanecem num estado imaturo, proliferativo, no qual não se diferenciam completamente, mas podem ser induzidos a fazê-lo por condições patológicas.[9]

John Fraher em 2002, concluiu que na maioria das zonas de transição de nervos vertebrados (TZs) existe uma barreira glial que é perfurada por axônios passando entre o CNS e o PNS. Os axónios mielinizados atravessam-na em túneis individuais. O mesmo se aplica aos axónios maiores não mielinizados. Os axónios mais pequenos não mielinizados atravessam os túneis glial TZ como fascículos e, por isso, as barreiras são correspondentemente menos abrangentes para eles. Assim, em nervos compostos por axónios não mielinizados, tais como o vómeronasal ou o olfactivo, uma barreira TZ que se estende através do nervo está efectivamente ausente. Em média, cerca de 40% dos axónios regeneradores cresceram através da interface, em comparação com praticamente nenhum na sua ausência. Estes podem ter atravessado a interface através dos loci ocupados pelos axónios antes da degeneração. Muitos axónios regeneradores tornaram-se mielinizados, tanto a nível central como periférico.[10]

Jonathon Shlens et al, em 2006, afirmaram que muitos circuitos neurais são limitados pela nossa capacidade de explorar o vasto número de potenciais interacções entre as diferentes células. Gravações multi-electrodo em grande escala foram utilizadas para medir a actividade eléctrica em mosaicos quase completos, regularmente espaçados, de várias centenas de células de gânglio de retina de guarda-sol ON e OFF em retina macaca de macaco. As células do guarda-sol exibiam correlações substanciais em pares, como foi observado em outras espécies, indicando conectividade funcional. As medições de pares, por si só, são insuficientes para determinar a prevalência de padrões de tiro multi-neurões, que seriam previstos a partir de entradas comuns muito divergentes e têm sido feitas hipóteses para transmitir mensagens visuais distintas ao cérebro. Duas regras simples de conectividade podem ser estabelecidas: (1) os padrões de disparo multi-células surgem de interacções múltiplas em pares, e (2) as interacções são limitadas às células adjacentes no mosaico. Utilizando o máximo de métodos de entropia da mecânica estatística. Esta abordagem proporcionou uma forma de definir limites à complexidade das interacções de rede.[11]

Schafer DP et al. em 2006 tinham realizado um estudo sobre a regulação Glial da membrana axonal nos nós de Ranvier. A condução potencial de acção nas fibras nervosas mielinizadas depende de uma membrana axonal polarizada. Os canais Voltagegated Na(+) e K(+) estão agrupados em nós de Ranvier e medeiam as correntes transmembranas necessárias para uma rápida condução salina. Os nós de flanco das junções paranodais e funcionam como locais de fixação da mielina e como barreiras paracelulares e de difusão da proteína da membrana. Mecanismos moleculares comuns, dirigidos pela mielina glia, são utilizados para estabelecer estes domínios de membrana axonal. Inicialmente, as interacções heterofílicas entre as moléculas de adesão da célula glial e axonal definem os locais onde os nós ou paranódios se formam. Subsequentemente, dentro de cada domínio, as moléculas de adesão de células axonais são estabilizadas e retidas através de interacções com proteínas citoesqueléticas e andaimes, incluindo anquirinas e espectrinas.[12]

MIELINIZAÇÃO DO NERVO

Waxman SG, em 1989, tinha estudado que a desmielinização morfológica e fisiológica constitui uma componente significativa da patologia na lesão compressiva da medula espinal. Em muitos casos de lesão medular, uma borda de axónios desmielinizados envolve um núcleo central de necrose hemorrágica. Isto fornece uma base fisiopatológica para lesões "descompletas" da medula espinal, caracterizadas por uma transecção aparentemente completa, a julgar por critérios clínicos, mas com provas neurofisiológicas de condução através do nível de lesão. A recuperação da condução em axónios desmielinizados pode permitir a recuperação da sssfunção, e pode ser mediada por vários mecanismos, incluindo a remielinização por oligodendrócitos ou células de Schwann. Alternativamente, a condução de potenciais de acção pode ocorrer na ausência de remielinização, mas isto requer plasticidade do axónio desmielinizado.[13]

Waxman SG em 1992, tinha estudado a fisiopatologia dos axónios desmielinizados que depende, em parte, da sua organização do canal iónico. Os axónios mielinizados apresentam uma distribuição complementar de canais de sódio (agrupados na membrana axonal nodal) e canais rápidos de potássio (na membrana axonal internodal). A baixa densidade de canais de sódio na membrana axonal internodal irá impedir a condução após a desmielinização. Além disso, os canais de potássio "desmascarados" tenderão a prender a membrana axonal perto do EK, interferindo com a condução nos axónios desmielinizados.[14]

Arroyo EJ et al em 2001, examinaram a localização da proteína associada à contactina (Caspr), os canais de potássio do tipo Shaker, Kv1.1 e Kv1.2, a sua subunidade beta associada, Kvbeta2, e Caspr2 nas fibras mielinizadas do SNC. Caspr está localizado na membrana axonal paranodal, e Kv1.1, Kv1.2, Kvbeta2 e Caspr2 na membrana justaparanodal. Para além da coloração paranodal, uma vertente internodal de Caspr aplica o mesaxão interior da bainha de mielina. Ao contrário dos axónios mielinizados no sistema nervoso periférico, não havia uma vertente internodal de Kv1.1, Kv1.2, Kvbeta2, ou Caspr2. Assim, a organização da membrana axonal nodal, paranodal e justaparanodal é semelhante no sistema nervoso central e periférico, mas a falta das bainhas internodais de Kv1.1/Kv1.2/Kvbeta2/Caspr2 indica que as bainhas de mielina oligodendrocyte carecem de uma interacção trans-molecular com os axónios, uma interacção que está presente nas bainhas de mielina das células de Schwann.[15]

Steven S. Scherer et al em 2002, concluíram que a lâmina basal de mielinização das células de Schwann contém Lamininin-2 e a sua membrana externa contém dois receptores de Lamininin-2. A mielina não compacta é encontrada em paranódios que contém junções aderentes, junções apertadas e junções de fendas.[16]

Denisenko-Nehrbass N et al em 2002, as junções paranodais axoglial, flanqueando os nós de Ranvier, são locais de adesão especializados entre as células glial axolemma e mielinizantes. Desfazer a composição molecular das junções paranodais é crucial para compreender os mecanismos envolvidos na regulação da mielinização, e no posicionamento e segregação dos canais de Na+ e K+ de tensão, essenciais para a geração e condução dos potenciais de acção. Assim, a paranodina desempenha um papel central na montagem de complexos multiproteicos necessários para a formação e manutenção das junções paranodais.[17]

Oguievetskaia K et al em 2005, Myelination permite a rápida propagação de potenciais de acção a um baixo custo energético. Fornece uma bainha isolante de mielina regularmente interrompida nos nós de Ranvier, onde se concentram os canais de Na+ em tensão. No sistema nervoso periférico, a função normal das fibras mielinizadas requer a formação de contactos altamente diferenciados e organizados entre as células mielinizadas de Schwann, os axónios e a matriz extracelular. A mielina compacta que forma o grosso da bainha de mielina resulta da fusão das membranas celulares de Schwann através das proteínas P0, PMP22 e MBP. A lâmina basal das células mielinizantes de Schwann contém lamininina-2 que se associa ao complexo glial dystroglycan/DPR2/L- periaxina. A mielina não compacta, encontrada em loops paranodais, periaxonais e abaxonais, apresenta junções aderentes reflexivas, junções apertadas e junções de fendas, que contêm caderins, claudins e connexins, respectivamente.[18]

Schafer DP em 2006, a condução potencial de acção nas fibras nervosas mielinizadas depende de uma membrana axonal polarizada. Os canais de Na(+) e K(+), de tensão, estão agrupados em nós de Ranvier e medeiam as correntes transmembranas necessárias para uma rápida condução salina. Os nós de flanco das junções paranodais e funcionam como locais de fixação da mielina e como barreiras paracelulares e de difusão de proteínas de membrana. Mecanismos moleculares comuns, dirigidos pela mielina glia, são utilizados para estabelecer estes domínios axonais de membrana. Inicialmente, as interacções heterofílicas entre as moléculas de adesão da célula glial e axonal definem os locais onde os nós ou paranódios se formam. Posteriormente, dentro de cada domínio, as moléculas de adesão de células axonais são estabilizadas e retidas através de interacções com proteínas citoesqueléticas e andaimes, incluindo anquirinas e espectrinas.[19]

Hildebrand C et al, em 2009, estudaram as bainhas de glial lamelada em torno dos axônios, Além de dotar os axônios para conduzir comboios de impulsos a alta velocidade, a mielinização e a formação de nós resulta numa notável economia de espaço e energia. Isto é particularmente importante no CNS, onde o espaço é restrito. Ao contrário do ENP, a maioria dos axónios do SNC são mielinizados, e vários axónios podem ser mielinizados por uma única célula. O elevado nível de complexidade da matéria branca do SNC torna-o vulnerável. Existem vários tipos diferentes de doenças que afectam as vias de fibras mielinizadas, particularmente no que diz respeito à matéria branca do SNC. O nó do SNC de Ranvier apresenta uma estrutura mais complexa quanto maior for a fibra. O axônio nodal apertado é circundado por processos astrocíticos perinodais que contêm grandes gliosomas e emitem processos delicados para o axolemma nodal. Os corpos mielinoides lamelados são frequentes ao longo dos paranódios de grandes fibras mielinoides do SNC. Estes corpos formam-se provavelmente através da brotação da bainha paranodal de mielinoides. Corpos semelhantes são vistos no interior de astrocitos e microglia.[20]

DEGENERAÇÃO E REPARAÇÃO
S. Blumcke et al, em 1966, estudaram a fina estrutura das células de Schwann do nervo ciático de coelhos adultos durante as várias fases da degeneração walleriana. Para microscopia electrónica tetróxido de ósmio tamponado,

Vestopal W e a coloração de chumbo e uranilo foi utilizada Como resultado da degeneração dos axónios, as células de Schwann são activadas e os ssssssheaths de mielina decompõem-se. Durante a fase de digestão intraplasmática da mielina, os ribossomas aumentam consideravelmente e as ER incham. Posteriormente, é de notar um espessamento granular conspícuo do plasma moído (fase de "células escuras"). O plasma granular do solo forma-se em filamentos, que se destacam claramente perante o fundo claro como cordas tenras de cerca de 60-80 A de espessura (fase de "células claras").

Durante esta fase, os ribossomas desapareceram quase por completo e as ER entraram em colapso. A célula de Schwann entrou na sua fase de repouso, que se caracteriza por uma elevada quantidade de filamentos plasmáticos. Os filamentos celulares de Schwann diferem dos chamados "neurofilamentos" no que diz respeito à sua génese e à sua ultraestrutura. Em conclusão, as diferenças de génese e morfologia entre as duas estruturas filamentosas foram discutidas.[21]

Avellino AM et al, em 1995, caracterizaram quantitativamente a resposta dos macrófagos após uma lesão axonal tanto no sistema periférico (SNP) como no sistema nervoso central (SNC) dos mamíferos adultos. Foi utilizado um anticorpo monoclonal (ED-1) que mancha monócitos, macrófagos, e microglia activada. Num modelo, foi estudada a degeneração walleriana do nervo ciático. Um aumento do número de macrófagos foi visto logo no primeiro dia após a transecção do nervo. O número de macrófagos aumentou de forma sincronizada ao longo da duração do nervo degenerador durante um período de 21 dias. Num segundo modelo, a transecção de uma raiz sensorial dorsal espinhal permitiu-nos comparar e contrastar a resposta dos macrófagos ao longo do ENP e porções do SNC de uma única via axonal. Um número crescente de macrófagos restrito à porção de ENP desta via foi observado em 3 dias e continuou a aumentar ao longo de um período de 14 dias. A quebra da mielina ocorreu em associação com um aumento do número de macrófagos em 3 dias no ENP mas não na porção do SNC da via axonal dorsal degenerada. A coloração imuno-histoquímica do receptor do factor de crescimento nervoso de baixa afinidade aumentou no primeiro dia no ENP mas não na porção do SNC desta via, ocorrendo antes da invasão dos macrófagos. Em ambos os modelos, a morfologia dos macrófagos infiltrantes mudou ao longo do tempo, de pequenas células ramificadas esbeltas para grandes células multivacuoladas alongadas. Em conclusão, os nossos resultados demonstram que a resposta dos macrófagos durante a degeneração walleriana dos axônios em mamíferos adultos é muito mais rápida e robusta no SNP, onde ocorre a regeneração axonal, do que no SNC, onde a regeneração axonal é muito mais limitada.[22]

Dyer JK et al, em 1998, observaram que a supressão transitória do desenvolvimento da mielinização ou perturbação da mielina madura, por infusão local intraspinal de proteínas do complemento sérico juntamente com um anticorpo fixador do complemento, mielino-específico (por exemplo, anti-Galactocerebroside), facilitou a regeneração axonal do tronco cerebral das aves após a transecção vertebral. Após uma lesão hemisférica lateral em rato na medula espinal T10, a infusão dos reagentes acima, durante 14 dias no T11, facilitou a regeneração de alguns axónios espinhais do tronco cerebral. A lesão do hemisfério permitiu comparações entre a etiquetagem retrógrada dentro de um núcleo cérebro-espinhal lesionado e o homólogo contralateral não lesionado. Também examinaram o aspecto ultra-estrutural das cordas tratadas e notaram desmielinização sobre 1-2 segmentos em redor do local de infusão (T11) e mais dois segmentos de ruptura da mielina (delaminação) em ambos os lados da zona desmielinizada. A desmielinização é um processo activo (< 3 dias) com microglia e/ou macrófagos que envolvem a mielina. Assim, a facilitação da regeneração axonal através da supressão transitória da mielina do SNC pode ser fundamental para todos os vertebrados superiores.[23]

Keirstead HS et al em 1999, tinham tratado ratos feridos da medula espinal com desmielinização mais transplante de células de Schwann e avaliado o crescimento de neurite num modelo quantificável de regeneração axonal. Lesões axonais de diferente gravidade foram induzidas no funículo dorsal de ratos adultos utilizando uma faca Scouten controlada por micromanipulador. A gravidade das lesões axonais foi quantificada através da contagem de axónios degenerados em secções transversais de resina. O grau de regeneração axonal foi avaliado através de uma análise microscópica electrónica da frequência e distribuição do cone de crescimento em relação ao local da lesão axonal. Apenas os animais desmielinizados mais transplantados continham cones de crescimento associados à mielina em matéria branca imediatamente fora da região de desmielinização completa. Os cones de crescimento estavam ausentes nos animais transplantados apenas a uma distância do local da lesão axonal. Estas descobertas indicaram que a desmielinização combinada com a terapia de transplante de células de Schwann aumenta a regeneração axonal após a lesão e sugere que os cones de crescimento são capazes de superar os inibidores de crescimento neurite associados à mielina na presença de suporte trófico.[24]

John P. Fraher et al, em 1999, estudaram extensivamente a zona de transição e a regeneração do SNC. A zona de transição CNS±PNS (TZ) é aquele comprimento de rootlet que contém tanto tecido nervoso central como periférico. Os 2 tecidos são separados por um muito irregular, consistindo da superfície do tecido astrocítico que compreende o componente central da TZ. Central para isto, as bainhas de mielina são formadas por oligodendrócitos e o tecido de suporte é astrocítico. Periférico a este, as bainhas são formadas por células de Schwann que são envolvidas em endoneurium. As características dos nós de transição são um composto dos do tipo central e periférico. A interface é penetrada apenas por axónios. É formada pelo crescimento de processos no feixe de axónios a partir de corpos de células glial em torno do seu perímetro. Estes formam uma barreira através do feixe que segrega completamente os axónios mielinizados prospectivamente. Em animais maduros, os axónios podem regenerar satisfatoriamente através dos tubos endoneuriais da raiz mas cessar o crescimento ao atingir o tecido glótico.[25]

Dezawa M et al em 2002, estudaram a interacção e os mecanismos adesivos entre o axon e a célula de Schwann durante a regeneração nervosa central e periférica. É bem conhecido que o SNP dos mamíferos feridos pode regenerar com sucesso, enquanto que o SNC, tal como o nervo óptico dos mamíferos adultos, é incapaz de regeneração. É agora geralmente aceite que a incapacidade de regeneração dos neurónios do SNC parece ser causada pelo ambiente glial composto por astrocitos e oligodendrócitos. Os neurónios do SNC têm a capacidade intrínseca de regeneração que é desencadeada por uma substituição experimental do ambiente glial inibitório por um segmento nervoso periférico. Assim, o ambiente de SNP é adequado não só para a regeneração do próprio SNP, mas também para a elicitação da regeneração do SNC. A célula de Schwann é o principal componente do ENP, que desempenha um papel central tanto na regeneração do ENP como do SNC ao produzir vários tipos de substâncias funcionais.[26]

Fenrich K et al em 2004, estudou os nervos feridos regeneram os seus axónios no periférico (SNP) mas não no sistema nervoso central (SNC). As capacidades contrastantes foram atribuídas às células de Schwann permissivas de crescimento no SNP e ao ambiente inibidor do crescimento dos oligodendrócitos no SNC. Os factores que limitam a regeneração axonal tanto no ENP como no SNC. Os factores limitantes no ENP incluem a regeneração lenta dos axónios no local da lesão, declínio progressivo da capacidade regenerativa dos neurónios axotomizados (axotomia crónica) e falha progressiva das células de Schwann desnervadas em suportar a regeneração axonal (denervação crónica). No SNC, por outro lado, é a fraca resposta regenerativa dos neurónios, as proteínas inibitórias que são expressas pelos oligodendrócitos e actuam através de um receptor comum nos neurónios do SNC, e a formação da cicatriz glial que impede a regeneração axonal no SNC.[27]

Totoiu MO et al, em 2005, realizou um estudo sobre o desenvolvimento de estratégias terapêuticas para a lesão medular é uma identificação dos processos patológicos que podem servir como alvos terapêuticos. Embora a desmielinização tenha sido documentada como um componente secundário degenerativo da lesão medular em várias espécies, incluindo seres humanos, a extensão da desmielinização e a sua consequência funcional permanecem desconhecidas. A extensão da desmielinização e da remielinização até 450 dias após uma lesão contusiva da medula espinal em ratos adultos. O número global de axónios desmielinizados atingiu o seu pico com 1 dia após a lesão, diminuiu 7-14 dias após a lesão, e depois aumentou progressivamente até 450 dias após a lesão. Oligodendrócito e os axônios remielinizados de células de Schwann apareceram por 14 dias após a lesão. Embora os axónios remielinizados estivessem presentes de 14 a 450 dias após a lesão, a remielinização estava incompleta, como indicado pela presença de axónios desmielinizados em cada ponto examinado. Estes estudos demonstraram pela primeira vez que a lesão da medula espinal é acompanhada de desmielinização progressiva crónica, e fundamentam a desmielinização como um alvo de intervenção terapêutica.[28]

U. Shivraj Sohur et al em 2006, mostrou que o sistema nervoso central (SNC) dos adultos contém progenitores neurais, precursores e células estaminais capazes de gerar novos neurónios, astrocitos e oligodendrócitos. Este estudo salientou as diferenças críticas entre as regiões 'neurogénicas' e 'não neurogénicas' no cérebro adulto. Discutiram a função dos neurónios recentemente gerados no cérebro adulto e forneceram um resumo do pensamento actual sobre as consequências da neurogénese adulta perturbada e a reacção das regiões neurogénicas à doença.[29]

Andrew D Gaudet et al, em 2011, estudaram extensivamente a degeneração e os acontecimentos que se seguiram à lesão do nervo periférico da Walleria. Discutiram o início, progressão e resolução da resposta inflamatória celular após o PNI, antes de comparar a resposta inflamatória do PNI com a induzida pela lesão da medula espinal (LIC). Em contraste com os axônios do sistema nervoso central (SNC), os da periferia têm a notável capacidade de regeneração após a lesão. No entanto, o recrescimento dos axônios do sistema nervoso periférico (SNP) é dificultado por lacunas nervosas criadas pela lesão. Além disso, o meio de apoio ao crescimento dos axônios do ENP não é sustentado ao longo do tempo, o que impede a regeneração a longa distância. Portanto, o estudo do ENP poderia ser instrutivo tanto para melhorar a regeneração do ENP como para a recuperação após uma lesão do SNC. O sucesso da regeneração dos axônios depende dos esforços coordenados das células não neuronais que libertam moléculas de matriz extracelular, citocinas, e factores de crescimento que apoiam o recrescimento dos axônios. A resposta inflamatória é iniciada pela desintegração axonal no coto do nervo distal: isto causa permeabilização da barreira nervosa sanguínea e activa as células de Schwann próximas e os macrófagos residentes através de receptores sensíveis a danos nos tecidos. As células de Schwann desnervadas respondem às lesões através do derrame de mielina, proliferação, fagocitose e libertação de citocinas que recrutam monócitos/macrófagos transportados pelo sangue.[30]

TUMORES NEURAIS ORAIS
Maharudrappa Basnakar et al. em 2011, observaram que pode ocorrer um espectro de tumores neurais benignos e malignos na região oral e paraoral. O padrão de crescimento e

o comportamento clínico subsequente dos tumores neurogénicos difere em diferentes locais e coloca problemas significativos de diagnóstico e terapêuticos. Assume-se que as neoplasias da bainha do nervo periférico surgem de células de origem neuroectodérmica& a maioria dos tumores malignos da bainha do nervo surgem de tumores benignos antecedentes frontais. O estudo de neoplasias com anticorpos monoclonais ou policlonais como as proteínas S-100, NF (filamentos neurais), EMA (antigénio de membrana epitelial), etc., contra células específicas do tumor ajudaria a compreender melhor, e a diferenciar os tumores em circunstâncias difíceis.[31]

TUMORES NEURAIS ORAIS BENIGNOS
Neuroma Traumático:

Lee EJ et al em 1998, declarou que os neuromas traumáticos da cabeça e pescoço são relativamente raros. A divisão do nervo auricular maior durante a parotidectomia resulta ocasionalmente num neuroma traumático. Reportaram um caso de uma mulher de 73 anos de idade que apresentou um neuroma traumático nove anos após ter sido submetida a uma parotidectomia superficial com dissecção do nervo facial para um tumor misto. A paciente tinha uma massa de 1,5 cm x 1,0 cm localizada abaixo do antigo sítio cirúrgico sobre a borda anteromedial do músculo esternocleidomastóideo. A história passada do paciente era significativa para a síndrome de Frey, que é o resultado de um crescimento neurológico anormal. Na primeira impressão, pensava-se que o tumor era uma recidiva da doença neoplásica; no entanto, devido à avaliação, suspeitou-se da existência de um neuroma traumático. Uma tentativa de aspiração fina da massa era demasiado dolorosa para ser levada a cabo. Na cirurgia, foi excisado um tumor esbranquiçado que, no exame patológico final, revelou um neuroma traumático. A literatura cirúrgica é revista e o tema dos neuromas de cabeça e pescoço, incluindo a sua avaliação e gestão, é exaustivamente discutido. O conhecimento deste possível diagnóstico pode poupar ao paciente e ao cirurgião preocupações desnecessárias, bem como procedimentos desnecessários, uma vez descartada a recidiva do tumor.[32]

Sherman JD et al, em 2002, reviram a gestão e os resultados dos neuromas faciais durante a última década na sua instituição. O objectivo era analisar as diferenças de apresentação com base na localização do neuroma facial, rever a função do nervo facial e a preservação da audição no pós-operatório, e compreender as características dos pacientes com tumores limitados ao ângulo cerebelopontina ou ao canal auditivo interno. Também relatamos um caso invulgar de um neuroma facial limitado ao nervo intermediário do nervo. Nove pacientes com neuromas faciais e um com o neuroma do nervo de Jacobson foram submetidos a cirurgia, e a ressecção total foi realizada em nove pacientes. Foi realizada uma revisão do quadro de dados pré e pós-operatórios, após a qual todos os pacientes foram avaliados em regime ambulatório.[33]

Rainsbury JW et al, em 2007, relataram que o neuroma traumático do nervo facial é raro. Existem apenas 10 casos relatados na literatura, causados quer por trauma físico, quer por inflamação crónica. Os neuromas traumáticos do nervo facial diferem das verdadeiras neoplasias do nervo facial na aparência radiológica, macroscópica e microscópica, mas a apresentação clínica é menos fiável na diferenciação das duas. A gestão depende do grau pré-operatório da paralisia facial, uma vez que esta é uma condição benigna e a gestão cirúrgica comporta o risco de afectar ainda mais a função do nervo facial. Apresentamos um outro caso de neuroma traumático do nervo facial após cirurgia para o colesteatoma. [34]

Mark Gonzalez et al em 2010, The painful neuroma is an often debilitating sequela of nerve injury about the hand. A fisiopatologia exacta desta condição é mal compreendida. Após um forte trauma num nervo periférico, à medida que as extremidades nervosas tentam ligar-se aos seus órgãos terminais e "encontram" o coto do nervo distal, a fuga fascicular e as cicatrizes podem levar ao desenvolvimento de um neuroma doloroso. Os neuromas dolorosos podem mesmo ser associados a traumatismos contundentes ou retracção de um nervo, quando o nervo não está realmente dividido. A definição de um neuroma verde é "a resposta inevitável, inevitável, e biológica do coto proximal após ter sido dividido em situações em que os axônios regeneradores são impedidos de reentrar no coto distal".[1] Uma série de factores desconhecidos torna certos pacientes mais susceptíveis à formação de neuroma. Além disso, certos nervos como o nervo radial superficial são mais propensos ao desenvolvimento de um neuroma doloroso a. O tratamento dos neuromas da mão é importante porque podem ser bastante debilitantes e dolorosos, impedindo frequentemente os pacientes de continuarem com as suas actividades diárias normais. Existem várias abordagens ao neuroma doloroso, e o plano de tratamento deve ser adaptado a cada paciente.[35]

Síndrome de Neoplasia Endócrina Múltipla:

N. M. J. Schweitzer et al em 1977, estudou o relato de caso de um jovem que mostrava neuromas da conjuntiva palpebral e bulbar e fibras nervosas marcadamente espessadas em ambas as córneas. Foram vistos múltiplos neuromas nos lábios e na cavidade oral. Foi encontrado um carcinoma medular da tiróide. Estes sintomas apontaram para o diagnóstico de uma síndrome MMN ou MEN tipo 3. No entanto, não havia sinais de um feocromocitoma, que também pertence a esta síndrome. O oftalmologista, que pode ser o primeiro a ver tal doente em criança, deve estar consciente das malignidades que se desenvolvem em torno da puberdade e da hereditariedade forte e dominante desta doença.[36]

Lois M. Mulligan, em 1993, observou que a neoplasia endócrina múltipla tipo 2A (MEN 2A) é uma síndrome de cancro dominantemente hereditária que afecta os tecidos derivados da ectoderme neural. Caracteriza-se por carcinoma medular da tiróide (MTC) e esphaeocromocitoma[l]. O gene *MEN2A* foi recentemente localizado por uma combinação de técnicas de mapeamento genético e físico para uma região de 480-kilobase no cromossoma 10qll.2 (refs 2,3). O segmento de ADN abrange o proto-oncogene *RET*, um gene receptor da tirosina quinase expresso em MTC e feocromocitoma e a níveis inferiores na tiróide humana normal[4]. Isto sugeriu o *RET* como um candidato para o gene *MEN2A*. Identificámos mutações erróneas do proto-oncogene *RET* em 20 de 23 famílias MEN 2A aparentemente distintas, mas não em 23 controlos normais. Além disso, 19 destas 20 mutações afectam o mesmo resíduo de cisteína conservado no limite dos domínios extracelular e transmembrana do RET.[37]

Francesca Marini et al em 2006, postularam que pela presença de carcinoma medular da tiróide (MTC), feocromocitoma unilateral ou bilateral (PHEO) e outra hiperplasia e/ou neoplasia de diferentes tecidos endócrinos dentro de um único paciente. O MEN2 tem sido relatado em aproximadamente 500 a 1000 famílias em todo o mundo e a prevalência tem sido estimada em aproximadamente 1:30.000. Duas formas diferentes, esporádica e familiar, foram descritas para o MEN2. A forma esporádica é representada por um caso com dois dos principais tumores endócrinos relacionados com o MEN2. A forma familiar, que é mais frequente e com um padrão autossómico de herança, consiste de um caso MEN2 com pelo menos um parente de primeiro grau mostrando um dos tumores endócrinos característicos. O carcinoma medular da tiróide familiar (FMTC) é um subtipo de MEN2 em que os indivíduos afectados desenvolvem apenas carcinoma medular da tiróide, sem outras manifestações clínicas de MEN2. A predisposição para o MEN2 é causada por mutações activadoras da linha germinal do *c-RET* proto-oncogene no cromossoma 10q11.2. O gene *RET* codifica uma tirosina quinase transmembrana de passo único que é o receptor dos factores de crescimento neurotróficos derivados da glial. A combinação de investigações clínicas e genéticas, juntamente com a melhor compreensão da genética molecular e clínica da síndrome, ajuda no diagnóstico e tratamento dos pacientes. Actualmente, os testes de ADN tornam possível a detecção precoce de portadores assintomáticos de genes, permitindo identificar e tratar as lesões neoplásicas numa fase mais precoce. Em particular, a identificação de uma forte correlação genótipo-fenótipo na síndrome MEN2 pode permitir um tratamento mais individualizado para os pacientes, melhorando a sua qualidade de vida.[38]

C. Romei et al, em 2012, estudaram e afirmaram que a neoplasia endócrina múltipla (MEN) são síndromes clínicas herdadas que afectam diferentes glândulas endócrinas. Podem ocorrer três padrões diferentes de síndromes de MEN (MEN 1, MEN 2A, e MEN 2B). As síndromes do HOMEM são muito raras, afectam todas as idades e ambos os sexos são igualmente afectados. O MEN 1 é caracterizado pela transformação neoplásica das glândulas paratiróides, ilhotas pancreáticas, hipófise anterior, e tracto gastrointestinal. Mutações heterozigotas da linha germinal *MEN 1* foram detectadas em cerca de 70-80% dos doentes com MEN 1. As mutações estão dispersas por toda a sequência genómica do gene. Os pacientes com MEN 1 são caracterizados por características clínicas variáveis, sugerindo assim a falta de uma correlação genótipo-fenótipo. As abordagens terapêuticas são diferentes de acordo com as diferentes endocrinopatias. O prognóstico é geralmente bom se for fornecido um tratamento adequado. Nas síndromes MEN 2, o cancro medular da tiróide (MTC) está quase sempre presente e pode ser associado a feocromocitoma (PHEO) e/ou adenomatose múltipla de glândulas paratiróides com hiperparatiroidismo (PHPT). A combinação diferente da neoplasia endócrina dá origem a 3 síndromes: MEN 2A,MEN 2B, e FMTC. O curso clínico do MTC varia consideravelmente nas três síndromes. É muito agressivo em MEN 2B, quase indolente na maioria dos pacientes com FMTC e com graus de agressividade variáveis em pacientes com MEN 2A. A activação das mutações de ponto germinal do protooncogene *RET* estão presentes em 98% das famílias com MEN 2. Foi observada uma forte correlação genótipo-fenótipo e uma mutação específica *do RET* pode ser responsável por uma evolução clínica mais ou menos agressiva. O tratamento de escolha para o MTC primário é a tiroidectomia total com dissecção dos gânglios linfáticos do pescoço central. No entanto, 30% dos pacientes com MTC, especialmente em MEN 2B e 2A, não são curados por cirurgia. O prognóstico do MEN 2 é estritamente dependente da agressividade do MTC.[39]

NEUROFIBROMA:
Lim DJ et al em 2000, declararam que com Neurofibromatose tipo II (NF II) - mutações genéticas dos genes supressores do tumor que codificam o **schwannomin** no cromossoma 22q12.1. A Neurofibromatose, embora não seja uma doença extremamente comum, não é, de forma alguma, uma raridade clínica. Tem sido relatada em todas as raças e não apresenta uma predilecção sexual significativa e consistente pela sua ocorrência. A natureza hereditária da doença tem sido reconhecida há muitos anos e sabe-se agora que é herdada como um traço autossómico simples dominante com penetração variável e uma taxa de mutação de 50%. Ocorre com uma frequência de um caso em aproximadamente 3.000 nascimentos na população geral. sA incidência de nascimentos de NF I situa-se entre 1 em 2.500-3.300 e a sua prevalência na população é de 1 em 5.000. A incidência de

nascimentos de NF I situa-se entre 1 em 33.000-40.000 e a sua prevalência na população é de 1 em 210.000.[40]

Maha M Lakksi et al, em 2000, disseram que a Neurofibromatose tipo 1 (NF1) é uma doença genética caracterizada por múltiplos sintomas clínicos que afectam principalmente as células de origem de crista neural e por isso é classificada como neurocristopatia. A característica mais significativa desta doença é o neurofibroma, daí que o nome seja neurofibromatose.[41]

Amy Theos, MD et al, em 2006, sugeriram que a Neurofibromatose tipo 1 é uma doença altamente variável com sinais e sintomas que podem começar no nascimento e evoluir ao longo da vida. As características fenotípicas podem ser amplamente divididas em tumores e manifestações não tumorais. Via de sinalização de Ras.GDPGTP ligação do ligante ao receptor de membrana tirosina quinase resulta na conversão de difosfato de Ras-guanosina em trifosfato de Ras-guanosina. Isto leva a uma cascata de activação de outras proteínas ("vias effector"), que eventualmente resulta na activação da transcrição de genes específicos. Shc, Grb2, SoS, Raf,

Mek, e Erk são proteínas adicionais na via de transdução de sinal de Ras. NF1 neurofibromatose tipo 1; P = fosfato.[42]

Patil K et al, em 2007, estudou um caso de criança de 12 anos com neurofibroma plexiforme facial. O neurofibroma plexiforme é um tumor benigno não circunscrito, espesso e irregular da bainha do nervo periférico. É virtualmente patogénico e frequentemente uma característica incapacitante da neurofibromatose tipo I. A sua natureza difusa e macia é frequentemente comparada a um "saco de vermes". É difícil distinguir de malformações vasculares ou de um linfangioma. Assim, é importante realizar um exame clínico, histopatológico e radiográfico exaustivo para excluir o neurofibroma plexiforme.[43]

Kevin P. Boyd et al em 2009, declararam que a Neurofibromatose tipo 1 (NF1) é uma desordem autossómica dominante e multissistémica que afecta aproximadamente 1 em cada 3500 pessoas. Avanços significativos na compreensão da fisiopatologia da NF1 foram feitos na última década. Embora não estejam actualmente disponíveis terapias médicas, estão em curso ensaios para descobrir e testar tratamentos médicos para as várias manifestações da NF1, principalmente neurofibromas plexiformes, dificuldades de aprendizagem, e gliomas de vias ópticas. Além disso, a análise mutacional tornou-se disponível numa base clínica e é útil para confirmação diagnóstica em indivíduos que não preenchem os critérios diagnósticos ou quando o diagnóstico pré-natal é desejado. Existem várias perturbações que podem partilhar características sobrepostas com NF1; em 2007, foi descrita uma perturbação com descobertas cutâneas semelhantes à NF1. Este artigo aborda o papel do dermatologista no diagnóstico e gestão da NF1 e descreve a variedade de descobertas cutâneas e extracutâneas na NF1 a que o dermatologista pode estar exposto.[44]

Asthagiri AR et al em 2009, Neurofibromatose tipo 2 é uma síndrome de neoplasia múltipla autossómica dominante que resulta de mutações no gene supressor do tumor NF2 localizado no cromossoma 22q. Tem uma frequência de um em 25.000 nados-vivos e quase 100% de penetração até aos 60 anos de idade. Metade dos doentes herdam uma mutação da linha germinal de um progenitor afectado e os restantes adquirem uma mutação de novo para a neurofibromatose tipo 2. Os doentes desenvolvem tumores do sistema nervoso (schwannomas, meningiomas, ependymomas, astrocitomas, e neurofibromas), neuropatia periférica, lesões oftalmológicas (cataratas, membranas epiretinais, e hamartomas da retina), e lesões cutâneas (tumores cutâneos). O tratamento óptimo é multidisciplinar devido às complexidades associadas à gestão das lesões múltiplas, progressivas e proteicas associadas à desordem. A patogénese molecular, genética, resultados clínicos e estratégias de gestão da neurofibromatose tipo 2.[45]

Sharma P et al em 2009, deparou-se com o relato de um caso de uma criança com neurofibroma intra-ósseo na maxila. Ocorre normalmente como uma lesão solitária, em vez de uma parte de neurofibromatose. É difícil diagnosticar o neurofibroma por ser uma lesão solitária. É responsável por mais de 90% desses casos. A coloração positiva da membrana epitelial e S-100 foi feita. O S-100 mostrou uma coloração positiva enquanto que a coloração positiva da membrana epitelial foi negativa. Isto ajudou a chegar ao diagnóstico de um neurofibroma solitário.[46]

NEUROLEMMOMA (SCHWANNOMA):

C. N. Sun et al, em 1974, declararam que as células de Schwannoma em tumores são de forma irregular e têm muitos processos citoplasmáticos. São separadas por espaços extracelulares irregulares. Muitas células têm núcleos alongados, mas vários envelopes nucleares mostram infoldings que aparecem como inclusões citoplasmáticas intra-nucleares na secção. Estas inclusões são revestidas por membrana dupla e contêm organelas citoplásmicas facilmente reconhecíveis. No citoplasma o retículo endoplasmático parece normal sem distorção de cisterna ou grânulos ribossómicos. O aparelho de Golgi é também muito típico. Foram observados microtúbulos, filamentos citoplasmáticos e grânulos lisossómicos densos. No tecido conjuntivo estava presente "banda longa de colagénio fibrinoso".[47]

Horie Y et al em 1990, estudaram e concluíram que a cabeça e o pescoço são regiões bastante comuns para o desenvolvimento deste neoplasma e uma variedade de localizações orais e paraorais tem sido o local de desenvolvimento do neurolemmoma. Também foram relatados casos de envolvimento de tecidos moles intra-orais como língua, mucosa bucal, palato, gengival e lábio. Outros casos envolveram o seio maxilar, glândulas salivares, áreas retrofaríngeas, nasofaríngeas e retro- tonsilares. O diagnóstico baseia-se em avaliações clínicas, histopatológicas e imuno-histoquímicas.[48]

Yamashiro S et al em 1994, estudaram um caso de um homem de 46 anos com xeroderma pigmentosum desenvolveu um schwannoma maligno intracraniano originário do segundo ramo do nervo trigémeo esquerdo. O tumor foi subtotalmente removido e foi dada radioterapia pós-operatória, mas o tumor recidivou duas vezes em 3 anos, e estendeu-se ao terceiro ramo do nervo trigémeo esquerdo e ao nervo facial ipsilateral. A cirurgia radical e a radioterapia finalmente conseguiram uma cura. Este é o primeiro caso de schwannoma maligno do trigémeo com xeroderma pigmentosum, embora várias outras neoplasias internas, incluindo tumores do sistema nervoso central, tenham sido relatadas em pacientes com xeroderma pigmentosum. A cirurgia radical e a radioterapia são eficazes no tratamento do schwannoma maligno intracraniano. A radioterapia é considerada segura para pacientes com xeroderma pigmentoso.[49]

Moeller HC et al em 1999, apresentaram o caso de um schwannoma maligno primário do nervo trigémeo solitário. Um total de 55 casos foram descritos na literatura; contudo, nestes casos, dois tumores estavam a afectar o ramo supraorbital. Este tumor do nervo-belular afecta geralmente homens na quinta década de vida. O principal sinal clínico de schwannomas malignos da cabeça e pescoço é um inchaço indolente. A metástase hematogénica ou linfogénica não foi descrita. Devido ao pleomorfismo das células tumorais, o estudo imuno-histoquímico é importante. O tratamento de escolha é a ressecção radical, possivelmente com rádio ou quimioterapia adjuvante. A taxa de sobrevivência de 5 anos de schwannoma maligno do nervo trigémeo é de 41,7%.[50]

Akimoto J et al, em 2000, relataram um caso raro de schwannoma maligno intracraniano primário do nervo trigémeo que ocorreu numa mulher de 30 anos sem neurofibromatose de von Recklinghausen (VRNF). O tumor surgiu a partir da parte intracraniana do nervo trigémeo esquerdo, sem destruição da base do crânio. O tumor foi parcialmente removido operativamente, seguido de irradiação focal de 50 Gy, mas infelizmente o tumor mostrou um rápido recrescimento. Foi tentada uma segunda operação, mas ela morreu de enfarte cerebral logo após a operação. Histologicamente, o tumor original caracterizou-se pela presença de focos de celularidade extremamente elevada, pleomorfismo e mitoses, num schwannoma benigno típico. Imunohistoquimicamente, as células tumorais eram positivas para a proteína S-100 mesmo nas áreas atípicas, sugerindo que o tumor era de origem celular de Schwann. No entanto, o tumor recorrente era composto por células indiferenciadas do fuso, que eram negativas para a proteína S-100. Assim, é possível considerar que a expressão da proteína S-100 poderia reflectir o grau de diferenciação das células de Schwann. Além disso, a irradiação pós-operatória poderia ter exacerbado a progressão maligna no presente caso.[51]

Jeffrey A et al, em 2001, apresentaram as imagens de RM, TAC, e os resultados clínicos de um paciente com schwannoma maligno do nervo trigémeo. A recidiva tumoral local é frequente e pode ser confundida com a disseminação linfática. Neste relatório, enfatizamos a história natural deste tumor raro e discutimos a importância da imagiologia no diagnóstico e vigilância.[52]

Ugokwe K et al em 2005, estudaram e concluíram que a alteração antiga num schwannoma é uma variante histológica tipicamente encontrada em tumores de longa data. Histologicamente, o tumor tem características bifásicas típicas de um schwannoma com evidência de alterações degenerativas que podem complicar o diagnóstico. Os autores relatam um homem de 23 anos sem características de neurofibromatose que apresentava dores de cabeça, visão turva, e marcha atáxica. A ressonância magnética demonstrou uma lesão no ângulo cerebelopontino, com deslocamento das estruturas do tronco cerebral e sem hidrocefalia supratentorial. Utilizando uma abordagem suboccipital lateral juntamente com orientação de imagem e monitorização neurofisiológica intra-operatória, foi realizada uma excisão macroscópica grosseira total. Na cirurgia, verificou-se que o tumor surgiu da divisão inferior do nervo trigémeo. O diagnóstico histológico final foi schwannoma com alteração antiga. Note-se que a alteração antiga nos schwannomas é uma variante histológica que se pensa resultar de alterações degenerativas em tumores de longa data. Para conhecimento dos autores, este é o primeiro relatório independente desta variante histológica de um schwannoma intracraniano.[53]

Capote A et al em 2006, declararam que os schwannomas malignos primários são neoplasias raras de bainha nervosa, especialmente na localização da cabeça e pescoço, onde poucos casos são descritos na literatura. Estes tumores podem constituir um dilema de diagnóstico no trabalho de uma massa do pescoço. O caso aqui apresentado é de um schwannoma maligno que teve origem no plexo cervical com a rara característica histológica da diferenciação melanocítica. O exame histopatológico com técnicas de imuno-coloração é essencial para o diagnóstico destes tumores. A gestão destas neoplasias é ainda controversa, embora o tratamento de escolha seja a excisão cirúrgica radical da lesão. O papel da radioterapia ou quimioterapia pós-operatória não é claro, embora alguns autores recomendem a sua utilização para prevenir a recorrência local, para tumores recorrentes não previsíveis ou em casos de metástases distantes.[54]

Dwarakanath Srinivaset al em 2011, estudaram e concluíram que os schwannomas do Trigeminal (TS), embora o segundo schwannomas intracranianos mais comum, o avanço nas técnicas de imagem e microcirúrgicas levou a uma notável melhoria no resultado destes tumores benignos. O TS multicompartimental, embora extenso, tem um excelente resultado após a cirurgia. Neste artigo, apresentaram a experiência na gestão de TS multicompartimental (tipos médio/posterior [MP], médio/extracraniano [ME], e médio/posterior e extracraniano [MPE]) e o resultado neste grupo de tumores bastante incomum. Uma variedade de abordagens cirúrgicas pode ser utilizada para a excisão do tumor. A escolha da abordagem precisa de ser individualizada com uma excisão total que proporcione excelentes resultados.[55]

Ajaz Shah et al em 2011, afirmaram que Schwannomas pode ocorrer em qualquer parte do corpo, mas são mais frequentemente relatados na região da cabeça e pescoço. O schwannoma que causa reabsorção óssea raramente é notado na região maxilofacial. Reportaram um caso de reabsorção óssea zigomática em doentes com schwannoma. O tumor teve origem no ramo nervoso infraorbital e depois pode ter-se alargado ao arco zigomático criando um defeito ósseo.[56]

Syed Ahmed et al, em 2013, relataram que a ocorrência de schwannoma na cavidade oral é comum mas o schwannoma na região sublingual sem qualquer associação com o nervo linguístico é raro. Reportaram um caso raro semelhante de schwannoma em região sublingual de um paciente de 30 anos de idade. Chegaram a um diagnóstico através de relatórios clínicos, radiográficos e histopatológicos.[57]

Tumor Neuroectodérmico Melanótico da Infância:

Kacker A et al, em 1993, declararam que o tumor melanótico neuro-ectodérmico da infância é um tumor benigno incomum de origem de crista neural que ocorre em bebés com uma predilecção pela maxila anterior. Esta lesão mostra uma boa resposta à excisão cirúrgica conservadora com poucas recidivas, mas deve ser acompanhada durante longos períodos de tempo devido à rara alteração maligna possível do tumor.[58]

El-Saggan A et al, em 1998, concluíram que o tumor neuroectodérmico melanótico da infância é uma neoplasia incomum que ocorre normalmente em crianças com um ano de idade ou menos. A dificuldade em decidir a origem celular deste tumor levou a numerosos nomes, incluindo melanocarcinoma congénito, odontoma epitelial melanótico, ameloblastoma melanótico, e tumor anlage da retina. A microscopia electrónica e os estudos histoquímicos, contudo, estabeleceram agora a origem da crista neural. O local de ocorrência mais frequente é a maxila seguida pelo crânio, o cérebro e a mandíbula. Os órgãos genitais são o local extracraniano mais frequente. Apresentaram dois casos de tumores neuroectodérmicos melanóticos da infância que surgem na maxila.[59]

Kruse-Losler B et al em 2006, estudaram e afirmaram que o tumor neuroectodérmico melanótico da infância (MNTI) é uma neoplasia rara e distinta da primeira infância com rápido crescimento expansivo e uma elevada taxa de recidivas. A lesão afecta mais frequentemente a maxila dos bebés durante o primeiro ano de vida, mas também pode ocorrer na mandíbula, crânio, cérebro, epidídimo, e outros locais raros. A origem do tumor é a crista neural. O crescimento expansivo, destrutivo e rápido do MNTI e os seus efeitos nos tecidos circundantes são as características clínicas mais óbvias. Microscopicamente, grandes células epitélioides poligonais semelhantes a melanócitos, com depósitos variáveis de melanina, e células redondas mais pequenas semelhantes a neuroblastos caracterizam o MNTI. Pode ocorrer transformação maligna. Desde a primeira descrição em 1918, apenas 215 casos foram relatados até à última revisão extensiva em 1992. A presente revisão complementa outros 140 casos publicados de MNTI até 2004, incluindo um relatório de caso original. As características clínicas, alternativas de tratamento e acompanhamento são discutidas.[60]

Lambropoulos V et al em 2010, declararam que o tumor neuroectodérmico melanótico da infância (MNT1) é uma neoplasia pigmentada congénita rara de origem de crista neural, localmente agressiva, e de rápido crescimento que se desenvolve durante o primeiro ano de vida. Surge mais frequentemente da maxila, da abóbada craniana, e da mandíbula. O diagnóstico precoce e a cirurgia radical são críticos para um resultado a longo prazo. O tumor neuroectodérmico melanótico da infância deve ser incluído no diagnóstico diferencial de lesões cranianas em bebés. A cirurgia radical deve ser considerada como o tratamento de escolha e é necessário um acompanhamento próximo durante pelo menos 2 anos.[61]

TUMORES NEURAIS ORAIS MALIGNOS
SCHWANNOMA MALIGNO:

J S Wilkinson et al, em 2004, estudaram o exame microscópico do tecido que mostrava focos adjacentes característicos de tumores benignos e malignos da bainha do nervo. Havia áreas compostas por células de fuso irregularmente dispostas com contornos ondulados alongados característicos das células do tipo Antoni A. Estas áreas mostravam pleomorfismo nuclear ligeiro; não foram observadas mitoses ou necroses. As características eram típicas de um schwannoma benigno. Outras áreas de tecido eram muito hipercelulares, mostrando células fusiformes altamente pleomórficas com núcleos bizarros e hipercromáticos. Foram vistas formas de células gigantes espalhadas, bem como zonas de necrose. Havia uma alta contagem mitótica de, em média, 12 mitoses/10 campos de alta potência nas áreas malignas. As aparências eram as de um tumor maligno na bainha do nervo. Tanto o tecido benigno como o maligno apresentavam coloração positiva para S100 e vimentina. O tecido maligno mostrou coloração positiva para Ki67, com um índice de coloração de 20%. O tecido benigno mostrou um índice de Ki67 inferior a 1%.[62]

D. E. Porter et al em 2009, estudaram 123 pacientes com tumores malignos da bainha do nervo periférico (MPNSTs) entre 1979 e 2002. No entanto, 90 ocorreram esporadicamente enquanto 33 estavam associados a neurofibromatose tipo 1 (NF1). A sobrevivência foi calculada usando curvas de sobrevivência de Kaplan-Meier e utilizámos o modelo de perigos proporcionais de Cox para identificar factores de prognóstico independentes. Uma sobrevivência de 5 anos para 110 pacientes não-metastáticos foi de 54%; (33% NF1 e 63% *P* esporádico = .015). A fase tumoral e o local foram indicadores de prognóstico significativos após análise univariada. Após análise multivariada, contudo, apenas NF1 (*P* = .007) e volume do tumor superior a 200m (*P* = .015) continuaram a ser preditores independentes de maus resultados. Recomendamos que a NF1 seja tida em conta durante a encenação MPNST. Como a taxa de sobrevivência no grupo NF dependia do volume do tumor, o rastreio de rotina destes pacientes com FDG PET e/ou MRI pode ser justificado, encenando e controlando-os assim na primeira oportunidade possível.[63]

Kiran Alam et al, em 2013, apresentaram um caso de uma rapariga de 15 anos de idade com uma massa pulsátil, em rápido aumento na raiz do nariz, suspeita de ser maligna. A biopsia excisional mostrou características histológicas preocupantes; no entanto, chegou-se a um diagnóstico final de schwannoma celular excluindo a possibilidade de tumor maligno da bainha do nervo periférico por atributos histológicos e imunohistoquímicos. O schwannoma celular, uma entidade pseudosarcomatosa, é uma neoplasia benigna rara que pode causar erosão óssea e pode ser confundida com uma malignidade, clínica e histológica. O diagnóstico do schwannoma celular é essencial para prevenir a má gestão, uma vez que nunca se metástase e responde à excisão local em oposição ao tratamento agressivo exigido por uma neoplasia maligna.[64]

R S Minhas et al em 2013, declararam que o pólipo e a mucocele são os tumores sinonasais mais comuns e que o schwannoma é raramente encontrado nos seios paranasais. Relatamos um caso de um homem de 64 anos de idade que se apresentou com obstrução nasal progressiva e dormência na bochecha esquerda nos últimos 2 meses. O TAC de alta resolução encontrou uma massa de tecido mole no antro maxilar com destruição óssea. As características clínicas, o exame radiológico e o exame endoscópico nasal sugeriram um tumor maligno. O tumor foi excisado através da abordagem de Caldwell-Luc e o exame histopatológico encontrou um schwannoma misto.[65]

NEUROBLASTOMA OLFACTIVO:
Ejaz A et al, em 2005, concluíram que o carcinoma indiferenciado sinonasal (SNUC) é um carcinoma de histogénese incerta, altamente agressivo, e clinicopatologicamente distinto. O SNUC apresenta-se tipicamente como uma massa tumoral em rápido crescimento envolvendo múltiplos locais (do tracto sinonasal), frequentemente com evidência de extensão para além dos limites anatómicos do tracto sinonasal. As características microscópicas leves incluem a presença de uma proliferação hipercelular com padrões de crescimento variados, incluindo padrões trabeculares, semelhantes a folhas, fitas, lobulares, e organóides. As células tumorais são de tamanho médio a grande e redondas a ovais e têm núcleos pleomórficos e hipercromáticos, núcleos discretos a núcleos proeminentes, quantidade variável de citoplasma eosinofílico, elevada relação nuclear-citoplasmática, aumento acentuado da actividade mitótica frequentemente com mitoses atípicas, necrose tumoral, e apoptose.[66]

Andrew M. Bellizzi et al. em 2008, o carcinoma indiferenciado sinonasal (SNUC) é uma malignidade rara e agressiva do tracto sinonasal. O neuroblastoma olfactivo (ONB) é um tumor neuroectodérmico pouco comum da cavidade nasal superior. Ao examinar estas lesões, deve ser considerado um amplo diagnóstico diferencial de tumores de células redondas mal diferenciados. As características citológicas do SNUC e ONB têm sido raramente relatadas. Procuraram nos nossos ficheiros de citologia casos de SNUC e ONB e avaliaram o seguinte: celularidade, arquitectura, citoplasma, tamanho celular, contornos nucleares, núcleos, cromatina, anisonucleose/anisocitose, actividade mitótica, antecedentes, e esmagamento nuclear. Sete casos de SNUC produziram esfregaços hipercelulares com um padrão monocelular predominante. As células eram de tamanho intermédio, com contornos nucleares irregulares e pequenos núcleos. Foram notadas trituras nucleares e figuras mitóticas. O fundo exibia núcleos nus e resíduos cariarrequéticos. De 7 casos, 6 (86%) exibiam vacúolos ou lumina extracelular. Os 10 casos de ONB exibiram celularidade, disposição celular, e cromatina semelhante ao SNUC. Em contraste, os ONBs demonstraram citoplasma fibrilar e contornos nucleares suaves; as figuras mitóticas estavam geralmente ausentes. Homer Wright rosetas foram encontradas em 9 casos (90%).[67]

Lester D. R. Thompson em 2009, estudou, reviu e concluiu que poucas neoplasias são exclusivas do tracto sinonasal, mas o carcinoma sinonasal indiferenciado e o neuroblastoma olfactivo são tumores malignos que requerem uma gestão única. Devido à raridade destes tumores, os patologistas praticantes nem sempre estão cientes das suas características clínicas, radiográficas, histológicas, imuno-histoquímicas e moleculares distintivas. Estes casos são frequentemente submetidos a consulta, o que sugere ainda as dificuldades de diagnóstico inerentes a estes tumores. Especificamente, o neuroblastoma olfactivo é um neoplasma que pode imitar histologicamente muitos tumores dentro do tracto sinonasal, tornando o reconhecimento deste tumor importante, uma vez que o tratamento requer frequentemente uma abordagem cirúrgica bicranial- facial, um procedimento de trefinação que pode ser bastante difícil tecnicamente e desafiante para se obter um bom resultado. A gestão é, portanto, bastante única em comparação com outras lesões malignas do tracto sinonasal, distinguindo-a diagnóstica e gerencialmente de outras lesões.[68]

DISCUSSÃO
DESENVOLVIMENTO DO SISTEMA NERVOSO

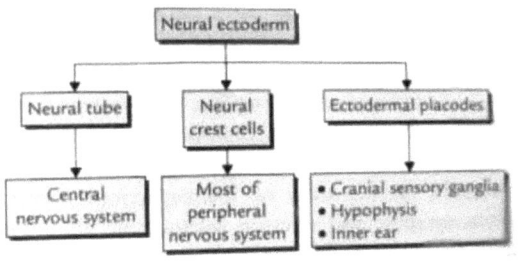

Todo o sistema nervoso é derivado do ectoderma neural, excepto os seus vasos sanguíneos e someneuroglial elementos. O ectoderme neural dá origem a todo o sistema nervoso e órgãos sensoriais especiais. O ectoderme neural diferencia-se mais tarde em tubo neural, células de crista neural e placódios ectodérmicos. O tubo neural dá origem ao SNC, as células da crista neural formam quase todo o sistema nervoso periférico e os placódios ectodérmicos contribuem para os gânglios sensoriais cranianos, a hipófise e o ouvido interno.[69]

Formação de Tubo Neural:
No disco embrionário inicial, cerca de 16th dia de vida embrionária, o ectoderma sobrevoando o notocorda recém-formado espalha-se na linha média formando a placa neural. À medida que a mesoderme somática se desenvolve em ambos os lados da notocorda, as margens da placa neural são elevadas como pregas neurais, como resultado do afundamento da placa central, criando a ranhura neural. As pregas neuronais deslocam-se gradualmente juntas em direcção à linha média e finalmente fundem-se para formar um tubo neural cilíndrico que perde a sua ligação com o ectoderme de superfície. O processo de formação do tubo neural é denominado **neurulação.**

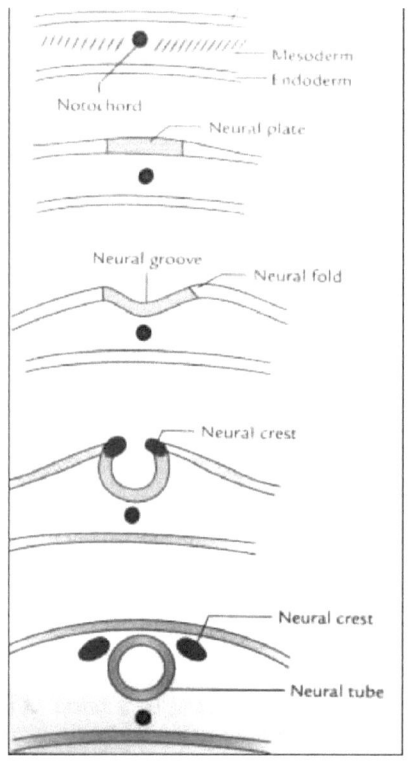

A fusão das pregas neurais começa no meio e prossegue simultaneamente nas direcções cefálica e caudal. A fusão nas extremidades craniana e caudal do tubo neural é um pouco retardada, formando pequenas aberturas chamadas **neuropóros** anteriores e posteriores. O neuropóreo anterior fecha a meio da quarta semana e o neuropóreo posterior fecha no final de 4th semana. Quando o tubo neural está completamente fechado, é divisível numa parte craniana aumentada e numa parte caudal alongada que mais tarde dá origem ao cérebro e à medula espinal, respectivamente.[70]

Formação de células de crista neural:

À medida que as pregas neurais se juntam e se fundem, as células nas pontas das pregas neurais partem-se do neurectoderme para formar células de crista neural. O ectoderme de superfície de um lado torna-se contínuo com o ectoderme de superfície do lado oposto sobre o tubo neural. Assim, as células nas pontas do neural

As dobras (células de crista neural) não participam na formação do tubo neural. As pregas neurais

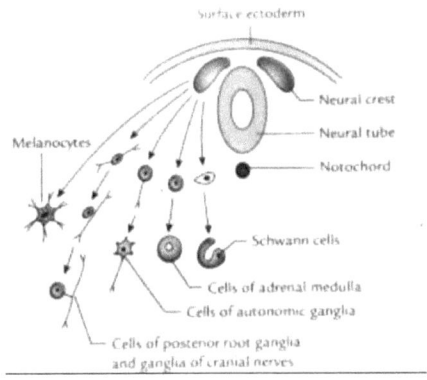

As células da crista permanecem inicialmente na linha média entre a superfície dorsal do tubo neural e a superfície ectoderme e depois formam grupos de duas células dorsolaterais, uma de cada lado do tubo neural.

As células da crista neural diferenciam-se para formar as células dos gânglios da raiz dorsal, gânglios sensoriais dos nervos cranianos, gânglios autonómicos, medula adrenal, tecido cromofínico, melanócitos e células de Schwann.[69]

Formação de Placodes Ectodermal Placodes:

Antes do fecho do tubo neural, a prega neural contém dois tipos de populações de células: **células de crista neural** e **células neuro-epiteliais.** Durante a neurulação, as células da crista neural são separadas e as células neuro-epiteliais são incorporadas no ectoderme de superfície. Estas áreas de neuroepitelium dentro do ectoderme de superfície são denominadas **placódios ectodérmicos.** [69]

DESENVOLVIMENTO DA MEDULA ESPINAL

A medula espinal desenvolve-se a partir da parte caudal alongada do tubo neural.

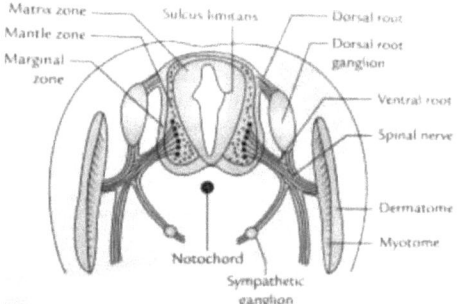

O tubo neural aumenta de espessura devido à mitose repetida do seu revestimento epitelial. Por 5th semana de desenvolvimento embrionário, a secção transversal do tubo neural recentemente fechado revela três camadas ou zonas distintas. De dentro para fora, estas são:

a) *Matriz (ependymal) Zona:* É espessa e alinha a cavidade fechada (neurocele). As suas células sofrem de mitose e desenvolvem-se em neurónios e células neuroglias.

b) **Mantle Zone:** É a futura matéria cinzenta.
c) **Marginal Zone:** É a futura matéria branca.[70]

DESENVOLVIMENTO DO CÉREBRO

O cérebro desenvolve-se a partir da parte craniana alargada do tubo neural. Por volta do final de 4th semana, a parte cefálica ampliada mostra três dilatações distintas chamadas **Vesículas Cerebral Primárias**, nomeadamente;

a) Forebrain (Prosencéfalo)

b) Midbrain (Mesencéfalo)

a) Rombencéfalo (Rhombencephalon)

Durante a 5th semana são formados cinco **Vesículas Cerebral Secundárias**, nomeadamente;

a)   Telencephalon

b)   Diencephalon

c)   Mesencephalon

d)   Metencephalon

e)   Myelencephalon

Divisões do Sistema Nervoso

Anatomicamente, o sistema nervoso está dividido em 2 partes:

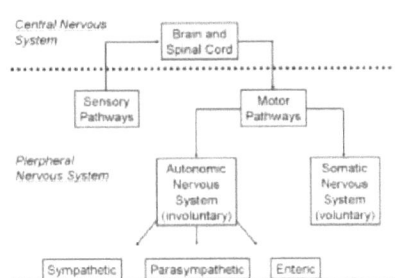

1) Sistema Nervoso Central

2) Sistema Nervoso Periférico

Sistema nervoso central (SNC): consiste no cérebro e na medula espinal. O SNC é responsável por integrar, processar e coordenar os dados sensoriais e dar os comandos motores apropriados.

Sistema nervoso periférico (SNP): consiste em tecido neural fora do SNC, tais como 12 pares de nervos cranianos, 31 pares de nervos espinais e gânglios associados a nervos cranianos e espinais. O SNP fornece informação sensorial ao SNC e transporta os seus comandos motores para o tecido e sistemas periféricos.

Funcionalmente, o sistema nervoso está dividido em duas partes:

1) **Divisão aferente** (traz informação sensorial ao cérebro)

2) **Divisão eferente** (transporta comandos motores para os músculos e glândulas)

A divisão eferente tem componentes somáticos (proporciona o controlo voluntário sobre a contracção muscular esquelética) e autonómicos (inerva as estruturas involuntárias - coração, músculos lisos e glândulas).

A divisão efervescente tem:

a) **Sistema Nervoso Somático (SNS):** proporciona o controlo voluntário sobre a contracção do músculo esquelético.

b) **Sistema Nervoso Autónomo (SNA):** inerva estruturas involuntárias tais como coração, músculos lisos e glândulas.

Estrutura do Neurónio

O sistema nervoso altamente especializado e complexo é constituído por duas categorias principais de células:

a. **Neurónios:** formam as unidades estruturais e funcionais básicas do sistema nervoso. São células excitáveis, especializadas na recepção de estímulos e na condução de impulsos nervosos.

b. **Neuroglia / Células Glial:** são células de suporte que suportam os neurónios tanto estruturalmente como funcionalmente. A neuroglia é cinco vezes mais abundante do que os neurónios e é responsável por mais de metade do peso do cérebro.

Os Neurónios são as unidades estruturais e funcionais do sistema nervoso. São especializados para a recepção, integração, interpretação e transmissão de informação. Conduzem impulsos nervosos em longas distâncias a grande velocidade. O sistema nervoso é constituído por um vasto número de neurónios. Cada neurónio consiste num corpo celular (também chamado soma ou perikaryon ou corpo celular nervoso) e os seus processos chamados **neurónios**. O neurónio típico tem um único processo longo denominado axónio e muitos processos curtos denominados dendritos. O axónio não se ramifica livremente excepto no seu fim; embora dê ramos laterais como garantia, através dos quais estabelece interconexões com os outros neurónios. O axónio conduz impulsos para longe do corpo celular. Os dendritos recebem estímulos e conduzem impulsos nervosos para o corpo celular nervoso. Os dendritos muitas vezes ramificam-se profusamente e formam uma parte importante da área receptiva do neurónio. A colecção de corpos celulares nervosos dentro do SNC é chamada núcleos fora dos gânglios do SNC. Os axónios são geralmente referidos como fibras nervosas.

Classificação dos Neurónios:

Os neurónios exibem uma diversidade considerável na forma e função. Por conseguinte, são classificados tanto estruturalmente como funcionalmente.

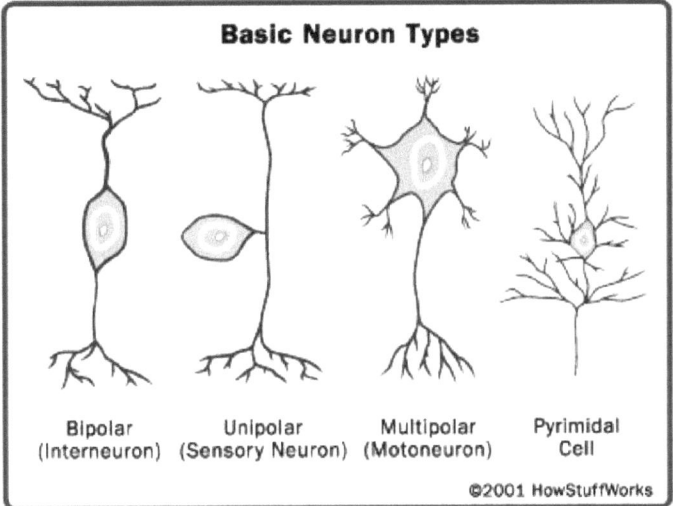

1) **Classificação anatómica (morfológica):**

a) **Neurónios Pseudounipolares:** Estes neurónios possuem um corpo celular oval ou arredondado. Um único processo emerge do corpo celular e depois de um breve curso convoluto bifurcado bifurcam-se, numa função T, em processos periféricos e centrais. Tais neurónios encontram-se em gânglios radiculares dorsais de nervos espinhais e gânglios sensoriais de alguns nervos cranianos.[2][3]

b) **Neurónios Bipolares:** Possuem um corpo celular em forma de fuso, de cada extremidade do qual emerge um único neurite (processo). Possuem 2 processos, um dendrito e um axônio. Tais neurónios encontram-se no epitélio olfactivo da cavidade nasal, retina do globo ocular e gânglios sensoriais de nervos cocleares e vestibulares.

c) **Neurónios Multipolar:** Têm corpo celular multipolar do qual emergem vários dendritos e um único axônio. A maioria dos neurónios do corpo, especialmente os do CNS, pertencem a esta categoria. Todos os neurónios motores que controlam os músculos esqueléticos são neurónios multipolares.

b) **Neurónios Motores:** Transmitem impulsos do SNC para os músculos e glândulas.

Neurónios Sensoriais: Em relação aos percursos sensoriais gerais, são classificados em três tipos:

1) **Neurónios Sensoriais Primários:** Os corpos celulares destes neurónios

2 Classificação funcional:

a) **Neurónios Sensoriais:** Eles transportam impulsos dos órgãos receptores para o SNC.

encontram-se fora do SNC, excepto os do núcleo mesencéfalo do quinto nervo craniano que se encontram dentro do SNC.

2) **Neurónios Sensoriais Secundários:** Os corpos celulares destes neurónios encontram-se no CNS.

3) **Neurónios Sensoriais Terciários:** Os corpos celulares destes neurónios encontram-se no tálamo.[2]

Neurónios Motores: Os corpos celulares destes neurónios encontram-se dentro do CNS excepto os dos neurónios pós-ganglionares do sistema nervoso autonómico. Os tipos de neurónios motores são:

1) **Neurónios Motores Superiores:** têm os seus corpos celulares localizados no hemisfério cerebral (área motora do córtex cerebral). Eles formam as vias descendentes do cérebro e sinapse com os neurónios motores dos núcleos do nervo craniano no tronco cerebral e neurónios motores dos nervos espinhais. Estão envolvidos no controlo voluntário da actividade muscular.

2) **Neurónios Motores Inferiores:** têm os seus corpos celulares localizados no tronco cerebral e na medula espinal.

Estrutura Fina de um Neurónio Típico:
Um neurónio típico consiste em três componentes principais: [3, 6]

a) Corpo celular
b) Dendritos
c) Axon

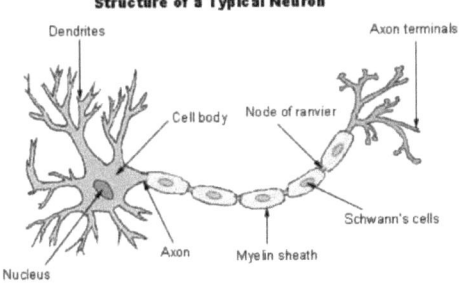

Corpo celular: é uma porção ampliada do neurónio. Consiste numa massa de citoplasma rodeada porplasma membrana. O citoplasma contém um único núcleo relativamente grande e localizado centralmente com nucleolus proeminentes. As duas principais características do citoplasma do neurónio são:

a) A presença de substância Nissel (corpos ou grânulos de Nissel)
b) Neurofibrils

A substância Nissel é composta de grandes agregados de retículo endoplasmático rugoso (para produção de enzimas envolvidas na síntese de neurotransmissores). A substância Nissel estende-se aos dendritos mas está ausente no axon hillock & axon.

Neurofibrilas: representam os microfilamentos e microtúbulos das outras células do corpo.

Dendritos: são processos cónicos curtos altamente ramificados que ou terminam nos receptores sensoriais especializados como nos neurónios sensoriais primários ou formam sinapses com neurónios vizinhos dos quais recebem estímulos. Em alguns neurónios, os processos mais pequenos de dendritos ostentam numerosas projecções minúsculas chamadas espinhas dendríticas ou gemmules. Os dendritos conduzem o impulso nervoso em direcção ao corpo celular.

Axon: surge de uma parte em forma de cone do corpo celular chamada axon hillock. O axônio estende-se como um processo cilíndrico de diâmetro uniforme de comprimento variável que termina noutros neurónios de órgãos efetores por um número variável de pequenos ramos os telodendria que terminam em pequenos inchaços chamados boutons terminais ou terminais pré-sinápticos.

A membrana plasmática (plasmalemma) forma uma fronteira externa contínua do corpo celular e dos seus processos. No neurónio é o local para o início e condução do impulso nervoso. O plasmalemma que liga o axônio é chamado de axolemma. O citoplasma do axônio é chamado de axoplasma.

Neuroglia:

Os neuroglia são as células intersticiais ou de suporte do sistema nervoso. Não contribuem para a propagação de impulsos ou para o processamento da informação percebida.mas apoiam os neurónios tanto estruturalmente como funcionalmente.

Neuroglia no Sistema Nervoso Central: [12]

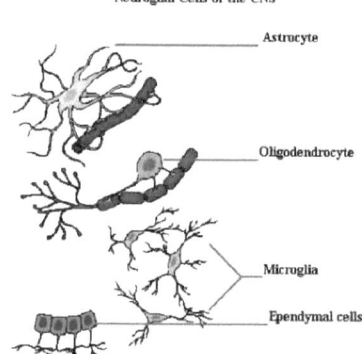

Existem quatro tipos principais de neuroglia (células glia) no SNC, nomeadamente

1) Astrocitos
2) Ependymalcells
3) Oligodendrócitos
4) Microglia

Astrocitos: são os maiores e mais numerosos e formam o principal tecido de suporte do sistema nervoso. Têm a forma de estrelas, como o nome indica, e possuem muitos processos finos semelhantes a dendritos. São de dois tipos: astrócitos protoplasmáticos e astrócitos fibrosos. Os astrocitos protoplasmáticos encontram-se na matéria cinzenta enquanto que os astrocitos fibrosos são encontrados principalmente na matéria branca. Estão envolvidos na troca de metabólitos entre os neurónios e capilares. Também regulam a passagem de moléculas do sangue para os capilares.

Células ependimicas: alinhar os ventrículos do cérebro e o canal central da medula espinal. São de três tipos: (a) ependimócitos, (b) células epiteliais coróides e (c) tanycytes. Os ependimócitos são colunares cubóides com tufo de cílios nas suas superfícies luminais e constituem a maioria das células ependimicas. As células ependimicas especializadas em plexos coróides (células epiteliais coróides) secretam líquido cefalorraquidiano. Os cílios das células ependiais ajudam a mover o líquido cefalorraquidiano através das cavidades do cérebro.

Oligodendrócitos: são mais pequenos que os astrocitos e têm menos processos. Encontram-se em aglomerados em torno dos neurónios de matéria cinzenta e adjacentes e ao longo do comprimento das fibras nervosas mielinizadas na matéria branca. Formam bainha de mielina à volta dos axónios no CNS. [24] *Microglias:* são as mais pequenas das células gliais e são capazes de migrar através do tecido neural circundante. As microgliais não se desenvolvem no tecido neural. São derivadas de glóbulos brancos fagocitários que migram do sangue para o sistema nervoso antes do nascimento. São derivadas da mesoderme.

Neuroglia no Sistema Nervoso Periférico: [17, 18]

Células satélites ou anfíbios: rodeiam os corpos das células nervosas nos gânglios periféricos e fornecem-lhes apoio e nutrição.

Células de Schwann ou Neurolemócitos: formam bainha de mielina em torno de axónios no sistema nervoso periférico. As células de Schwann formam neurilemas em torno de todos os axónios do SNP, sejam eles não mielinizados ou mielinizados. Tanto o neurilemma

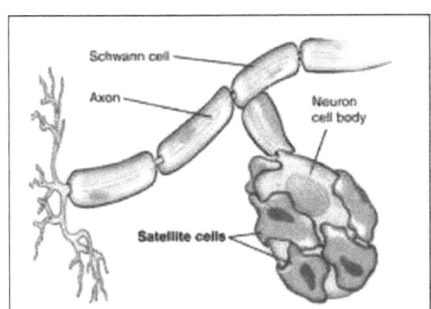

Estes são de dois tipos:
1) Células de satélite ou Amphicytes
2) Schwann Cells ou Neurolemócitos

como a bainha de mielina são componentes das células de Schwann.

Células Glial no Sistema Nervoso Central e Nervoso Periférico

Sistema Tipo de célula	Funções
Sistema Nervoso Central	
- Astrocitos	• Manter a barreira hematoencefálica. • Regula as concentrações de iões, nutrientes e gases dissolvidos. • Formar tecido cicatrizado após a lesão.
- Oligodendrócitos	- Formar mielina em torno do SNC
- Microglia	- Remover resíduos celulares e agentes patogénicos por Fagocitose.
- Células ependymal	- Auxiliar na produção, circulação e monitorização do líquido cerebrospinal.
Sistema Nervoso Periférico	
- Células de satélite	- Responsável pela mielinização dos axônios em PNS.
- Células de Schwann	• Participar no processo de reparação após ferimentos.

Fibras Nervosas Mielinizadas e Não Mielinizadas

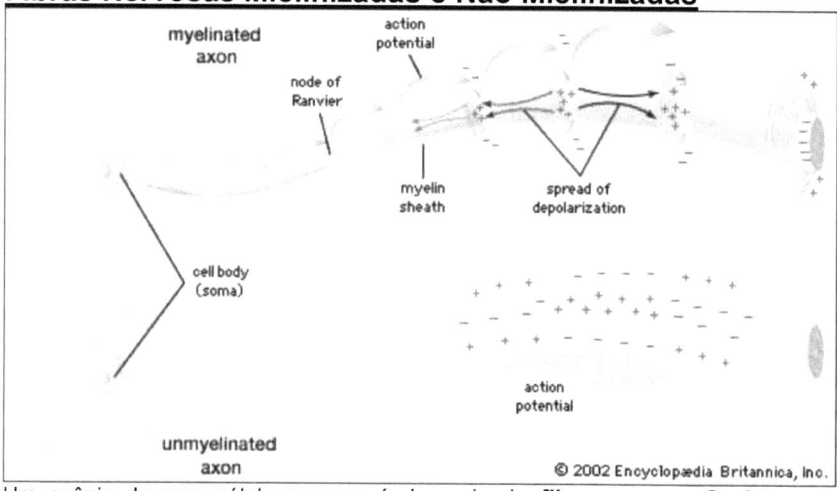

Um axônio de uma célula nervosa é denominado **fibra nervosa**. Os feixes de fibras nervosas encontrados no sistema nervoso central (SNC) são referidos como ***trajectórias nervosas*** enquanto os feixes de fibras nervosas encontrados no sistema nervoso periférico (SNP) são chamados ***nervos periféricos***. Dois tipos de fibras nervosas estão presentes no sistema nervoso, nomeadamente os mielinizados e os não mielinizados.

No sistema nervoso periférico, todos os axónios (fibras nervosas) são envoltos pelas células especializadas Schwann que lhes fornecem tanto apoio estrutural como metabólico. Os axónios de pequeno diâmetro, por exemplo o sistema nervoso automático (SNA) e as pequenas fibras dolorosas, são simplesmente envolvidos pelo citoplasma das células de Schwann. Diz-se que estas fibras nervosas são ***não mielinizadas.***

As fibras de grande diâmetro são envolvidas por um número variável de camadas concêntricas de membrana de plasma de células de Schwann, formando a chamada ***Bainha de Mielina***, e diz-se que tais fibras são ***mielinizadas.***

No CNS, a mielinização é semelhante à do sistema nervoso periférico, excepto que a bainha de mielina é formada por células chamadas ***oligodendrócitos.*** [24]

Mielinização (formação da mielina):

A mielinização é o processo pelo qual as fibras nervosas adquirem bainhas de mielina, o que melhora a condução dos impulsos nervosos. O processo de mielinização começa antes do nascimento no período fetal tardio, mas não está completo até um ano ou mais de mater após o nascimento.

Mielinização das Fibras Nervosas Periféricas:

A mielinização começa perto da origem do axônio e termina imediatamente antes dos seus ramos terminais. O axônio invade o lado da célula de Schwann, como resultado a membrana plasmática da célula de Schwann forma um mesaxônio, que suspende o axônio dentro da célula de Schwann. A camada de membrana de plasma imediatamente à volta do axão é contínua com o resto da membrana de plasma através de um mesaxão de dupla camada. A célula de Schwann gira agora em torno do axônio, de modo que o mesaxônio se envolve repetidamente em torno do axônio formando espirais à sua volta. Enquanto o processo continua, o citoplasma é extrudido das espirais para o corpo da célula de Schwann. Na maturidade, as camadas internas da membrana plasmática fundem-se umas com as outras, de modo a que o axónio se torne rodeado por várias camadas de membrana modificada que, juntas, constituem a bainha de mielina. Assim, a bainha de mielina consiste em muitas camadas regulares de material da membrana plasmática, que é predominantemente proteína lipídica branca, dando aos axónios mielinizados um aspecto esbranquiçado. Isola o axônio do ambiente extracelular, impedindo assim os fluxos iónicos através da membrana plasmática da fibra nervosa / axônio.

A espessura da bainha de mielina depende do número de espirais da membrana celular de Schwann. Em micrografias electrónicas de secções transversais de fibras nervosas mielinadas, a mielina é vista como sendo laminada, consistindo em linhas maiores e menores densas. As grandes linhas densas mais escuras (cerca de 2,5 nm de espessura) consistem em duas camadas proteicas internas da membrana plasmática que são fundidas entre si. A linha densa menor mais clara (cerca de 10 nm de espessura) é formada pela aproximação das superfícies externas das membranas de plasma adjacentes e é constituída por lipídio.

Cada célula de Schwann estende-se por uma curta distância ao longo da fibra nervosa e no seu fim o seu papel é complementado por outra célula de Schwann, com a qual interdigita de perto. [18, 19]

Mielinização do Sistema Nervoso Central:

No CNS, os oligodendrócitos responsáveis pelo processo de mielinização, seguem o padrão semelhante ao da célula de Schwann no PNS. Um único oligodendrócito forma a bainha de mielina em torno de vários axónios.

Uma fibra nervosa mielinizada consiste, portanto, num axônio, uma bainha de mielina e uma bainha neurilemmal / schwann. A bainha de mielina é segmentada, sendo os segmentos separados a intervalos regulares por **nós de Ranvier**. As áreas entre os nós são chamadas **internódios**. [19, 20]

Funções da Bainha de Mielina:
1) Fornece apoio às fibras nervosas.
2) Ajudas na condução de impulsos nervosos.
3) Isola um axônio do ambiente extracelular.
4) Responsável pela cor da matéria branca do cérebro e da medula espinal.

Fibras não mielinizadas: estão também rodeadas por células de Schwann. Vários axônios tornam-se longitudinalmente invaginados no citoplasma de uma célula de Schwann, de modo a que cada fibra seja inserida numa ranhura no citoplasma da célula de Schwann. A membrana de plasma de uma célula de Schwann funde-se ao longo da abertura da ranhura, selando assim eficazmente a fibra nervosa dentro de um compartimento extracelular. Até 15 ou mais axônios podem partilhar uma única célula de Schwann. Cada axônio é rodeado por uma única camada de membrana de plasma de célula de Schwann, pelo que não é mielinizado. Não há nódulos de Ranvier. Consequentemente, o potencial de acção percorre todo o comprimento do axolemma sem o factor de aceleração da condução do nódulo. Isto explica a lenta taxa de condução do impulso nervoso nas fibras não mielinizadas. [24]

Condução do potencial de acção ao longo do axônio:
O neurónio em repouso (não estimulado) mantém um gradiente iónico através da sua

membrana de plasma, criando assim um potencial eléctrico chamado ***potencial de membrana em repouso***. Assim, o neurónio em repouso na sua membrana plasmática permanece polarizado. A excitabilidade (uma propriedade fundamental dos neurónios) envolve uma mudança na permeabilidade da membrana em resposta a estímulos apropriados, de modo que o gradiente iónico através da membrana plasmática é invertido e a membrana plasmática se torna despolarizada. Uma onda de despolarização conhecida como potencial de acção espalha-se então ao longo da membrana plasmática. A isto segue-se o processo de repolarização, que a membrana restabelece rapidamente o seu potencial de repouso.

A velocidade de condução do ***potencial de acção***, ao longo do axão, depende da mielinização do axão. Os potenciais de acção são conduzidos mais rapidamente nos axónios mielinizados do que nos não mielinizados. Em fibras não mielinizadas, o potencial de acção passa continuamente ao longo do axolemma, excitando progressivamente as áreas vizinhas de membranas. Em fibras mielinizadas, a bainha de mielina serve como isolante. Assim, a fibra mielinizada só pode ser estimulada nos nós de Ranvier, onde o axônio está nu e os íons podem passar livremente através da membrana de plasma entre o fluido extracelular e o axoplasma. Portanto, o potencial de acção salta de um nó para o outro. Este salto do potencial de acção de um nó de Ranvier para outro nas fibras nervosas mielinadas é chamado de ***condução salutar***. Além disso, o diâmetro dos axónios afecta a velocidade da condução do potencial de acção. A condução do potencial de acção é mais rápida ao longo dos axónios de grande diâmetro do que ao longo dos axónios de pequeno diâmetro porque os axónios de grande diâmetro proporcionam menos resistência à propogação do potencial de acção. [21]

Sistema Nervoso Periférico

As lesões nervosas periféricas são comuns na prática clínica e podem ser causadas por uma grande variedade de doenças como traumas, neoplasias, infecções, doenças metabólicas (diabetes) e toxinas químicas como o chumbo.

Portanto, é muito importante para um médico conhecer a estrutura e função básica, modo de mielinização, condução de impulsos e o processo de degeneração e regeneração dos nervos periféricos.

Classificação das Fibras Periféricas de Nervos:

De acordo com o diâmetro axonal (incluindo a bainha de mielina) e a velocidade de condução, as Fibras Periféricas Nervosas são classificadas em três grupos principais: A, B e C. [69]

Tipo A: são grandes diâmetros, axônios mielinizados e, portanto, realizam potenciais de acção a uma grande velocidade (15-120 m/seg.). Os neurónios motores que fornecem os músculos esqueléticos e a maioria dos neurónios sensoriais têm fibras tipo A. Neste tipo de fibras são mielinizadas.

Tipo B: são de diâmetro médio, axónios mielinizados e potenciais de acção a uma velocidade lenta (3-15m/seg.).

Tipo C: são eixos não mielinizados de pequeno diâmetro que realizam potenciais de acção a uma velocidade muito lenta (2 m/seg. ou menos).

As fibras de tipo B e C encontram-se principalmente em ANS, que fornece órgãos internos tais como o estômago e o intestino. As respostas são necessárias para manter a homeostase interna, como a digestão, não precisa de ser tão rápida como para o ambiente externo.

O grupo a fibras é ainda classificado em subgrupos sensoriais somáticos (I, II e III) e motores (α, β e γ).

Nervos periféricos:

Os nervos periféricos compreendem 12 pares de nervos cranianos e 31 pares de nervos espinhais. A maioria destes nervos são compostos por fibras motoras e sensoriais e por isso denominados nervos mistos. Alguns dos nervos cranianos são compostos quer de fibras nervosas sensoriais apenas (nervos sensoriais) quer de fibras nervosas motoras apenas (nervos motores). O impulso entra ou sai do SNC através dos nervos cranianos e espinhais. De acordo com a área de inervação, as fibras nervosas dentro dos nervos espinhais podem ser classificadas nos seguintes tipos: [69, 70]

1) *Fibras Sensoriais Somáticas:* transmitem impulsos nervosos da pele, ossos, músculos e articulações ao SNC.

2) *Fibras somáticas motoras:* transportar impulsos nervosos do SNC para os músculos esqueléticos.

3) *Fibras sensoriais viscerais:* transmitem impulsos nervosos dos órgãos viscerais e vasos sanguíneos para o SNC.

4) *Fibras Motoras Viscerais:* também chamadas fibras motoras autonómicas, transportam impulsos do SNC para os músculos cardíacos, glândulas e músculos lisos dentro dos órgãos viscerais.

Estrutura do Nervo Periférico:

Cada tronco nervoso periférico é composto por um número de feixes de fibras ou fascicule. Existem três coberturas protectoras de tecido conjuntivo em cada tronco nervoso:

1) *Endoneurium:* é o tecido conjuntivo delicado solto que envolve as fibras nervosas individuais. Na realidade, encontra-se entre as fibras nervosas dentro de um feixe nervoso.

2) **_Perineurium:_** é uma bainha lisa, constituída por uma camada condensada de tecido conjuntivo colagénio que envolve o feixe de fibras nervosas.

3) **Epineurium:** é uma bainha de tecido conjuntivo denso que envolve e envolve feixes de fibras nervosas que formam o tronco (ou seja, envolve todo o nervo). Contém pequenos vasos sanguíneos e linfáticos.

As fibras dentro de um tronco nervoso periférico derivam de uma força mecânica considerável destas três camadas de tecido conjuntivo. O tecido conjuntivo de epineurium, perineurium e endoneurium está em continuidade um com o outro. Os capilares sanguíneos e os linfáticos ramificam-se neste tecido conjuntivo. A oclusão arterial maior nos membros pode causar dores graves devido à neurite isquémica. As lesões do nervo periférico são bastante comuns e podem ocorrer devido à compressão, tracção, trauma, injecção, cortes, etc. [70]

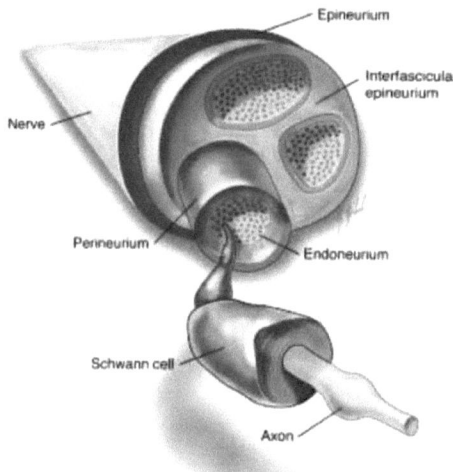

Nervos Cranianos

Existem **12 pares** de nervos cranianos que surgem do cérebro e deixam a cavidade craniana ao passar pelo foramina no crânio. Destes dois pares surgem do forebrain e 10 pares surgem do tronco cerebral. Os nervos cranianos são designados por algarismos romanos, de modo a, de antes para trás, estarem ligados ao cérebro: [69, 70]

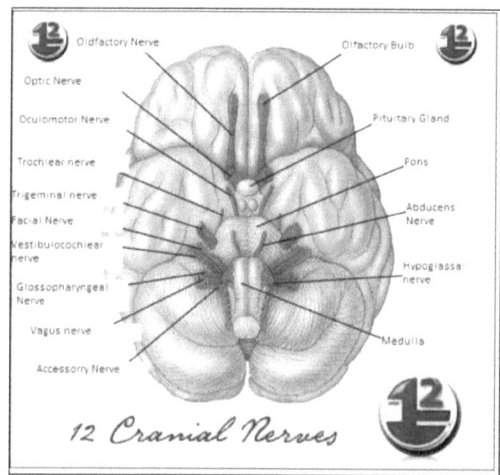

I	Olfactory
II	Optic
III	Oculomotor
IV	Trochlear
V	Trigeminal
VI	Abducent
VII	Facial
VIII	Vestibulocochlear
IX	Glossopharyngeal
X	Vagus
XI	Accessory
XII	Hypoglossal

Três destes nervos (Olfactivo I, Óptico II e Vestibulococlear VIII) são compostos inteiramente de fibras nervosas sensoriais (aferentes) que trazem sensações ao cérebro. Cinco deles (Oculomotor III, Troqulear IV, Abducente VI, Acessório XI e Hipoglossal XII) são compostos inteiramente de fibras motoras (eferentes), enquanto os restantes (Trigeminal V, Facial VII, Glossofaríngea IX e Vagus X) possuem fibras sensoriais (aferentes) e motoras (eferentes).

Classificação Morfológica dos Nervos Cranianos:
Os nervos cranianos podem ser classificados nos três grupos morfológicos seguintes:

1) **Aqueles que fornecem os músculos derivados de miotrópodes cranianos:**[70]
a) Oculomotor (III)
b) Trochlear (IV)
c) Rapto (VI)
d) Hipoglossal (XII)

2) **Aqueles que fornecem os músculos derivados dos arcos branquiais:** [70]
a) Trigeminal (V)
b) Facial (VII)
c) Glossofaríngea (IX)
d) Vagus (X)
e) Acessório (XI)

3) **Os associados a órgãos dos sentidos especiais:**
a) Olfactivo (I)
b) Óptica (II)
c) Vestibulococlear (VIII)

Núcleos, Componentes Funcionais e Distribuição de Nervos Cranianos

I] *Nervo olfactivo (Nervo do olfacto):*

As fibras deste nervo são classificadas como **Aferente Somático Especial (SSA)**. Elas transportam o olfacto a partir do epitélio olfactivo do nariz que é derivado do ectoderme (dos placódios nasais). [69]

II] *Nervo Óptico (Nervo de Visão):*

É também considerado como **Aferente Somático Especial (SSA)**. A retina desenvolve-se a partir da vesícula óptica do antebraço e contém dois tipos de receptores de luz, ou seja, varas e cones. Os impulsos visuais destes receptores percorrem as células bipolares até às células ganglionares. Os axônios das células ganglionares convergem para o disco óptico. Trespassam o coróide e a esclera para deixar o globo ocular e formar o nervo óptico. Não é um nervo periférico, mas um tracto que o nervo desenvolve a partir do pedúnculo da vesícula óptica. É desprovido de bainha neurilemmal e, portanto, se danificado, não pode regenerar. As suas fibras são mielinizadas por oligodendrócitos. [69]

III] *Nervo Oculomotor:*

Surge do aspecto medial do pedúnculo cerebral. Continua a avançar na cisterna interpeduncular entre a artéria cerebral posterior e a artéria cerebelar superior. Desempenha um papel importante nos movimentos do globo ocular e é responsável pela acomodação. Forma partes dos percursos envolvidos nos reflexos papilares. Este nervo tem dois componentes funcionais:

a) **Fibras somáticas eferentes gerais (GSE):** estas fibras formam o componente principal do nervo oculomotor.

b) **Fibras eferentes viscerais gerais (GVE):** estas fibras terminam no gânglio ciliar. [69]

IV] *Nervo Trocolear:*

Surge no aspecto dorsal do meio-cérebro e percorre ventralmente em torno do pedúnculo cerebral. Entra na órbita através da fissura orbital superior para fornecer músculo oblíquo superior. Consiste em fibras somáticas eferentes gerais (GSE) que surgem do núcleo trocolear e fornecem apenas um músculo, o músculo oblíquo superior do globo ocular. [69, 70]

V] *Nervo raptado:*

Surge na junção ponto-medulário acima da pirâmide da medula. Entra na órbita através da parte intermediária da fissura orbital superior e fornece o músculo rectal lateral. Este nervo consiste apenas em fibras somáticas eferentes gerais (GSE). [69]

VI] *Nervo do trigémeo:*
Curso e distribuição:

Este nervo surge por duas raízes de pons na sua junção com o pedúnculo cerebelar médio. As duas raízes são:

a) **Raiz sensorial** - é muito grande e lateral.

b) **Raiz motora** - é pequena e medial.

As duas raízes correm para a frente e lateralmente sobre o ápice do osso temporal do petroso para entrar na fossa craniana média. Aqui a raiz sensorial exibe uma ampliação - o Gânglio Trigémeo. O gânglio do trigémeo divide-se em ramos:

1) **Opthalmic**
2) **Maxillary**
3) **Mandibular**

Nervo Oftálmico: avança na parede lateral do seio cavernoso e divide-se em três ramos: lacrimal, frontal e nasocilíneo antes de entrar na órbita através de uma fissura orbital superior. Através destes ramos o nervo oftálmico fornece o globo ocular, conjuntiva, parte superior da cavidade nasal, glândula lacrimal, pele da testa, o nariz externo e as pálpebras. O nervo oftálmico forma também o membro aferente do reflexo da córnea. [70]

Nervo maxilar: deixa o crânio através do **foramen rotundum** para entrar na fossa pterigopalatina, depois entra na órbita através de uma fissura orbital inferior e adquire o nome de **Nervo Infraorbital.** O nervo infraorbital deixa a órbita através do foramento infraorbital e emerge na face. Assim, o nervo maxilar percorre quatro regiões: fossa craniana média, fossa pterigopalatina, órbita e face. Os ramos do nervo maxilar são:

a) Ramo meníngeo na fossa craniana média.
b) Ramos de ganglionares a ganglionares pterigopalatinos.
c) Nervo zigomático.
d) Nervo alveolar posterior superior na fossa pterigopalatina.
e) Nervo alveolar superior médio.
f) Nervos em órbita.
g) Ramos palpebrais, laterais nasais e labiais no rosto.

Através destes ramos o nervo trigémeo fornece a cavidade nasal, palato, dentes superiores e gengivas e a pele do terço médio da face. Fornece o fornecimento sensorial à membrana mucosa da nasofaringe e do seio maxilar. Envolve fibras secretomotoras para a glândula lacrimal.

Nervo Mandibular: deixa o crânio através do **forame oval** para entrar na fossa infratemporal. Aqui, logo abaixo do crânio basal, é unido pela raiz motora do nervo trigémeo.

A raiz motora acompanha a raiz sensorial, esta passa profundamente ao lado do gânglio trigémeo e deixa o crânio através do forame mandibular para se juntar à divisão mandibular do nervo trigémeo para formar o tronco do nervo mandibular. O tronco do nervo mandibular termina em duas grandes divisões: anterior e posterior. Os ramos seguintes surgem do nervo mandibular: [69, 70]

a) Ramo meníngeo (nervus spinosus)
b) Nervo a pterigóides mediais do tronco indiviso
c) Nervo Massêntrico
d) Nervos temporais profundos (2 em número)
e) Nervo pterigóides laterais
f) Nervo bucal da divisão anterior
g) Nervo auriculotemporal
h) Nervo linguístico
i) Nervo alveolar inferior da divisão posterior

Através destes ramos o nervo mandibular fornece o músculo de mastigação (temporais, masséter, pterigóides laterais mediais), miohyoid, barriga anterior de diagástrico, palatino tensor aveludado e tímpano tensor. As fibras sensoriais fornecem aurícula, região temporal, pele do terço inferior da face, excepto sobre o ângulo da mandíbula.

Componentes funcionais: Este nervo tem os seguintes componentes funcionais: [69]

1) **Eferente Visceral Especial (SVE) Fibras:** surgem do núcleo motor e fornecem os músculos derivados do primeiro mesoderme do arco faríngeo, isto é, músculos de mastigação, tímpanos tensores, palato tensor, barriga anterior de digástricos e milohyoid.

2) **Fibras Somáticas Aferentes Gerais (GSA):** estão divididas em dois grupos:

a) Fibras que transportam sensações exteroceptivas da pele da face e da membrana mucosa da boca e do nariz. Os corpos celulares destes neurónios encontram-se no gânglio do trigémeo. A maioria dos processos centrais destes neurónios bifurcam-se; os ramos ascendentes terminam no núcleo sensorial principal, enquanto os ramos descendentes terminam no **núcleo espinhal**.

b) Fibras portadoras de sensações proprioceptivas de músculos de mastigação, articulação temporomandibular, dentes e língua. Os corpos celulares destes neurónios encontram-se no **núcleo mesencefálico**.

Os processos periféricos das células nervosas localizadas no gânglio trigémeo e no núcleo mesencéfalo estão dispostos em três divisões do nervo trigémeo, ou seja, oftálmico. Maxilar e Mandibular. [70]

Divisão	Componentes Funcionais
sOpthalmic	Fibras GSA
Maxillary	Fibras GSA
Mandibular	Fibras GSA e SVE

VII] *Nervo Facial:*
Curso e distribuição:

O nervo facial surge por duas raízes: a motora e a sensorial no tronco cerebral de aspecto ventral a partir da borda inferior das pons opostas à ranhura entre o pedúnculo cerebelar inferior e a azeitona. O tronco principal, ou seja, a raiz motora entra no meato auditivo externo acompanhado pela pequena raiz sensorial (intermediário nervoso de Wrisberg), nervo coclear do vestíbulo e vasos labirínticos. Na extremidade lateral do meato, duas raízes unem-se para formar o tronco do canal facial onde primeiro corre acima do labirinto ósseo do ouvido interno e depois dobra posteriormente a parede medial do ouvido médio, formando **genuinamente o nervo facial**. Corre posteriormente na parede medial do ouvido médio, abaixo do canal semicircular lateral. Finalmente o nervo gira 90° e corre na parede posterior do ouvido médio até alcançar o forame estilomastóide na base, através do qual deixa a cavidade craniana. Finalmente, corre antero-lateralmente para entrar na glândula parótida, onde se divide em cinco ramos terminais. O nervo facial liberta os ramos seguintes:

1) **Maior nervo petrosal:** A isto junta-se o nervo petrosal profundo para formar o nervo do canal pterigóides. Fornece o fornecimento de secretomotor às glândulas lacrimais, nasais e palatais.

2) **Nervo a stapedius.**

3) **Chorda tympani nervo:** Isto une o nervo lingual. Transporta fibras gustativas de dois terços anteriores da língua e fornece fibras pré-ganglionares ao gânglio submandibular.

4) **Nervo auricular posterior:** para fornecer occipitalis e músculos auriculares posteriores.

5) **Nervo a barriga posterior dos músculos diagástrico e estilóide.**

6) **Ramos terminais:** temporal, zigomático, bucal, mandibular e cervical aos músculos de expressão facial. [69]

Componentes funcionais: Este nervo tem os seguintes componentes funcionais:

1) **Eferentes Viscerais Especiais (SVE) Fibras:** surgem do núcleo motor e fornecem os músculos derivados da mesoderme do segundo arco faríngeo, ou seja, músculos de expressão facial, etc.

2) **Eferentes Viscerais Gerais (GVE) Fibras:** são fibras parassimpáticas pré-

ganglionares para os gânglios pterigopalatino e submandibular para lacrimejamento e salivação respectivamente. Estas fibras provêm respectivamente dos núcleos lacrimogéneo e salivatório superior.

- As fibras pré-ganglionares resultantes do núcleo lacrimal terminam no gânglio pterigopalatino, do qual surgem fibras pós-ganglionares que fornecem a glândula lacrimal através do ramo zigomático do nervo trigémeo.

- As fibras pré-ganglionares provenientes do núcleo salivar superior relé no gânglio submandibular, do qual surgem as fibras pós-ganglionares e fornecem as glândulas salivares submandibulares e sublingual.

3) **Fibras Viscerais Especiais Aferentes (SVA):** preocupam-se com a sensação gustativa. Os corpos celulares destas fibras encontram-se no gânglio geniculado. Os processos periféricos das células ganglionares transportam as sensações gustativas das papilas gustativas nos dois terços anteriores da língua, excepto as papilas valladas. Os processos centrais das células ganglionares transportam estas sensações para a parte superior do núcleo dos solitários do tracto.

4) **Fibras Somáticas Aferentes Gerais (GSA):** têm os seus corpos celulares no gânglio geniculado. Os processos periféricos das células do gânglio no interior privado da pele do ouvido externo, enquanto os processos centrais terminam no núcleo espinal do nervo trigémeo. [69, 70]

VIII] *Nervo Vestibulococlear:*

Esta consiste em duas divisões: cochlear e vestibular. Ambas as divisões consistem em fibras somáticas aferentes especiais (SSA). Este nervo emerge do aspecto lateral da junção pontomedular, passa pelo ângulo cerebelopontino para entrar no meato acústico interno juntamente com o nervo facial e os vasos labirínticos, onde a componente coclear - o nervo coclear separa e perfura o fundo do meato no quadrante antero-inferior. Depois termina e fornece o receptor sensorial da audição do órgão espiral do **corti do labirinto membranoso**. O componente vestibular - o nervo vestibular divide-se em divisão superior e inferior e nervo singular. Eles inervam as maculas e cristae ampullaris do labirinto membranoso. [69]

IX] *Nervo Glossofaríngeo:*

Curso e distribuição: Surge da parte superior do aspecto lateral da medula. Deixa a cavidade craniana através do forame jugular. O nervo passa para baixo e para a frente entre a artéria carótida interna e a veia jugular interna. Em seguida, corre infero-lateralmente em torno do aspecto lateral do estílo faríngeo que fornece. Agora corre profundamente para o hipoglosso para terminar em ramos linguais. Os ramos do nervo glossofíngeo são:

1) **Ramo Tympanic (nervo de Jacobson):** fornece a glândula parótida através do nervo auriculotemporal.

2) **Nervo carótido:** fornece o seio carotídeo e o corpo.

3) **Nervo ao stylopharyngeus:** proporciona o fornecimento motor a este músculo.

4) **Ramos Tonsillar:** fornece a membrana mucosa da amígdala, das fauces e do palato.

5) **Ramos linguísticos:** fornece posteriormente um terço da língua incluindo papilas com vallate e traz sabor e sensações gerais.

Componentes funcionais: Este nervo tem os seguintes componentes funcionais:

1) **Eferentes Viscerais Especiais (SVE) Fibras:** surgem do núcleo ambigus e fornecem apenas o músculo stylopharyngeus.

2) **Eferente Visceral Geral (GVE) Fibras:** surgem do núcleo salivar inferior e fornecem a glândula parótida através do nervo auriculotemporal.

3) **Fibras Aferentes Viscerais Gerais (GVA):** os corpos celulares destas fibras encontram-se no gânglio superior do nervo glossofíngeo. Os processos periféricos destas células transportam sensações gerais (tacto, dor e temperatura) desde o terço posterior da língua, faringe, corpo carotídeo e seio carotídeo até ao gânglio. Os processos centrais transportam estas sensações para o núcleo espinhal do nervo trigémeo.

4) **Fibras Viscerais Especiais Aferentes (SVA):** têm os seus corpos celulares no gânglio inferior do nervo glossofíngeo. Os processos periféricos destas células transportam sensações gustativas desde o terço posterior da língua e papilas circunvaladas até ao gânglio. Os processos centrais transmitem estes impulsos para o núcleo do tracto solitário.
69. 70

X] *Nervo Vagus:*

Curso e distribuição: surge do aspecto lateral da medula. Deixa a cavidade craniana através do compartimento intermédio do forame jugular. Por baixo do forame possui dois gânglios, um gânglio superior mais pequeno e um gânglio inferior maior. O nervo passa verticalmente para baixo dentro da bainha carotídea, entre a artéria carótida interna e a veia jugular interna. Na raiz do pescoço do lado direito, entra no tórax atravessando em frente da artéria subclávia direita e no lado esquerdo passando entre a carótida comum esquerda e as artérias subclávias esquerdas. Os ramos deste nervo são:

1) **Meningeal Branch:** para fornecer a dura-máter da fossa craniana posterior.

2) **Nervo sinusal:** ao seio carotídeo e ao corpo.

3) **Ramo auricular:** para fornecer o exterior da membrana timpânica, a parede posterior do meato auditivo exyternal e a superfície craniana da aurícula.

Componentes funcionais: Este nervo tem os seguintes componentes funcionais:

4) **Eferente Visceral Especial (SVE) Fibras:** surgem do núcleo ambigus e fornecem os músculos da faringe e laringe.

5) **Eferente Visceral Geral (GVE) Fibras:** surgem do núcleo dorsal do vagus como fibras parassimpáticas pré-ganglionares. Fornecem coração, pulmões, GIT até à junção dos dois terços direito e um terço esquerdo do cólon transversal através de fibras pós-ganglionares que surgem de pequenos gânglios situados perto ou dentro das paredes das vísceras.

6) **Fibras Aferentes Viscerais Gerais (GVA):** os corpos celulares destas fibras estão localizados no gânglio inferior do nervo vago. Os processos periféricos destas células transportam sensações da faringe, laringe, traqueia, esófago e das vísceras tóricas e abdominais para o gânglio, de onde são transportadas para o núcleo dorsal do vago e núcleo do tracto solitário através de processos centrais.

7) **Fibras Viscerais Especiais Aferentes (SVA):** os corpos celulares destas fibras encontram-se no gânglio inferior do nervo vago. Os processos periféricos destas células transportam sensações gustativas desde a parte mais posteriormal da língua e epiglote até ao gânglio. Os processos centrais das células do gânglio terminam na parte superior do trato do núcleo solitário. [69, 70]

8) **Fibras Somáticas Aferentes Gerais (GSA):** os corpos celulares destas fibras estão localizados no gânglio superior do nervo vago. Os processos periféricos destes neurónios inervam a pele do ouvido externo e os processos centrais terminam no núcleo espinal do nervo trigémeo.

XI] *Nervo Acessório:*
Curso e distribuição: Tem uma raiz craniana e uma raiz espinal.

1) **Raiz Cranial:** emerge da medula. Desce da fossa craniana posterior através do compartimento médio do forame jugular.

2) **Raiz espinhal:** surge do aspecto lateral dos cinco segmentos superiores do crânio. Entra na cavidade craniana através do forame magnum atrás da artéria vertebral. [70]

Componentes funcionais: Este nervo tem os seguintes componentes funcionais:

3) **Eferentes Viscerais Especiais (SVE) Fibras:** formam a raiz craniana do nervo acessório. Surgem do núcleo anbigus e são distribuídas através do nervo vago para fornecer todos os músculos do palato excepto o palato tensor e todos os músculos da faringe excepto o estílo faríngeo.

4) **Fibras do Eferente Somático Geral (GSE):** formam a raiz espinhal do nervo acessório. Estas fibras fornecem os músculos trapézio e esternocleidomastóideo. [69]

XII] *Nervo Hipoglossal:*

Curso e distribuição: surge do aspecto anterolateral da medula. Entra no canal hipogloissal e sai da cavidade craniana. Corre lateralmente atrás dos nervos vaginais e glossofaríngeos, passando para a frente entre a veia jugular interanal e a artéria carótida interna. Finalmente, corre para a frente superficial para as artérias carótidas internas e externas e o laço da artéria lingual para alcançar acima do osso hióide. Aqui fornece todos os músculos intrínsecos e extrínsecos da língua excepto o palatoglosso. É unida por comunicação a partir do ramo anterior primário do nervo espinal C1, cujas fibras o nervo hipoglosso distribui para os músculos genio-hioidóides e tiroidianos. As fibras C1 descendentes constituem a raiz superior do ansa cervicalis (das fibras C2 e C3 constituem a raiz inferior do ansa cevicalis).

Componentes funcionais: Este nervo tem os seguintes componentes funcionais:

1) **Fibras Eferentes Somáticas Gerais (GSE):** que têm origem no núcleo hipoglossal e fornecem todos os músculos intrínsecos e extrínsecos da língua excepto o palatoglosso que é fornecido pela raiz craniana do acessório através do nervo vago. [69, 70]

DEGENERAÇÃO DOS NERVOS
Quando uma fibra nervosa é cortada, o axônio já não está em continuação com o seu centro trófico (nutrição), o corpo da célula nervosa. A reacção imediata é a de degeneração. A série de alterações degenerativas terá lugar: [69, 70]

a) Na fibra nervosa: i) o segmento distal que está separado do corpo celular
ii) uma porção de axon proximal à lesão

b) Possivelmente no corpo celular de onde surge o axônio. [30]

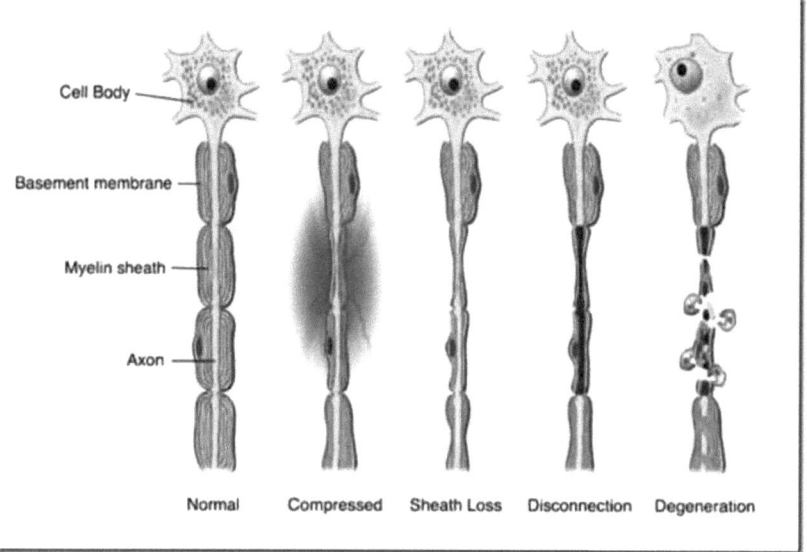

Alterações na Fibra Nervosa:

O segmento distal sofre imediatamente uma degeneração desde o local da lesão até ao seu término. Este processo de degeneração anterógrada é chamado de **degeneração walleriana.**

A degeneração estende-se também proximamente do local da lesão, por uma curta distância até ao primeiro nó de Ranvier.

No processo de degeneração, partes do axónio distal e proximal a cortar, desintegram-se e as suas bainhas de mielina decompõem-se em gotículas lipídicas. [28]

Alterações no Corpo da Célula Nervosa:

O corpo celular incha e o núcleo torna-se excêntrico. Os corpos do Nissel desintegram-se e tornam-se finos e granulares e dispersos pelo citoplasma, um processo conhecido como **Cromatólise.**

A quantidade de inchaço do corpo celular e de cromatólise é maior quando a lesão do axónio está próxima do corpo celular. As alterações que ocorrem no corpo celular na sequência de uma lesão no seu axónio são referidas como **degeneração retrógrada.** [30, 31]

Tumores neurais orais

Um espectro de tumores neurais benignos e malignos pode ocorrer na região oral e perioral. O padrão de crescimento e o comportamento clínico subsequente dos tumores neurogénicos difere em diferentes locais e coloca problemas diagnósticos e terapêuticos significativos.

O nervo periférico é a fonte de uma vasta gama de tumores, tanto não-neoplásicos como neoplásicos. Durante as últimas três décadas, esta área foi submetida a uma extensa reavaliação com reavaliação de entidades antigas, descrevendo novas entidades e clarificando a relação entre tumores benignos e malignos.

As neoplasias das bainhas do nervo periférico ocupam um lugar único entre os tumores de tecido mole. Primeiro, em vez de derivar de uma célula mesenquimatosa, assume-se que a maioria das neoplasias do nervo periférico provêm de células de origem neuroectodérmica. Em segundo lugar, a maioria dos tumores malignos das bainhas nervosas surgem de tumores benignos anteriores. Devido à tendência para transformação maligna, a capacidade de distinguir entre vários tipos de neoplasias benignas de nervos periféricos é de importância vital.

Os tumores neurais representam uma vasta gama de lesões que devem ser diferenciadas umas das outras. Para além da histopatologia, é necessária uma investigação clínica e bioquímica exaustiva. Por vezes a imuno-histoquímica pode ser a única forma de distinguir entre os diferentes tumores. [31]

CLASSIFICAÇÃO DOS TUMORES NEURAIS ORAIS
Os Tumores Neuronais Orais são classificados como: [71, 72]
I.	**Tumores neurais orais benignos:**
1.	Neuroma Traumático
2.	Síndrome de Neoplasia Endócrina Múltipla
3.	Neurofibroma
4.	Neurolemmoma
5.	Tumor Neuroectodérmico Melanótico da Infância
II.	**Tumores neurais orais malignos:**
1.	Tumor Maligno da Bainha Nervosa Periférica
2.	Neuroblastoma olfactivo

TUMORES NEURAIS ORAIS BENIGNOS
NEUROMA TRAUMÁTICO
Introdução:

Também conhecido como **Amputação Neuroma**. Não é uma verdadeira neoplasia mas uma exuberante tentativa de reparação de um tronco nervoso danificado, ou seja, hiperplasia das fibras nervosas e dos seus tecidos de suporte. Segue mais frequentemente a secção acidental ou propositada de um nervo e pode ser incidental a uma extracção difícil. Também ocorreram casos após um acidente em que o lábio ou a língua foi profundamente lacerada pelos dentes e as fibras nervosas foram cortadas inadvertidamente.[71]

A degeneração da porção distal do nervo após a ruptura das fibras nervosas começa com o inchaço, fragmentação e desintegração dos cilindros do eixo e da bainha de mielina. Os macrófagos servem para remover estes resíduos de tecido. As bainhas ou tubos neurilemmal encolhem até que as fibras distais degeneradas consistem apenas em cordões de tecido conjuntivo e o neurilemma. O nervo não desaparece completamente.[72]

A reparação de um nervo danificado começa com a proliferação dos cilindros do eixo, das células das bainhas neurilemmal e do endoneurium. A regeneração é facilitada pela persistência dos tubos neurilemmal, uma vez que novas fibras proliferam através deles e as células de Schwann multiplicam-se à sua volta.

A reinervação ocorre geralmente, a menos que a extremidade proximal que prolifera encontre alguma obstrução, como tecido cicatrizado ou um osso mal alinhado, caso em que o nervo continua a proliferar para uma massa bulbosa não organizada ou nodular de fibras nervosas e células de Schwann em proporções variáveis. Isto constitui um Neuroma Traumático. A patogénese desta lesão é revista pela Swanson.[35]

Características clínicas:

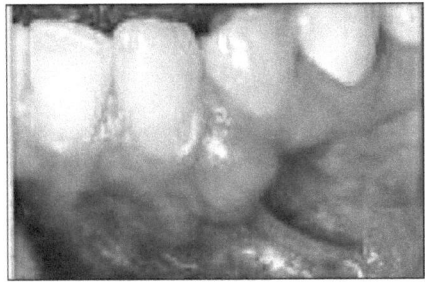

O neuroma traumático oral aparece geralmente como um pequeno nódulo ou inchaço da mucosa, tipicamente perto do forame mental, na crista alveolar de áreas desdentadas ou nos lábios ou na língua. Também pode ocorrer uma lesão central dentro da substância do osso associada a um tronco nervoso. Esta é uma lesão de crescimento lento e raramente atinge um tamanho superior a um centímetro de diâmetro.

A pressão digital pode causar dores consideráveis localmente e, em alguns casos, ao longo do curso do nervo envolvido. Foi registada uma neuralgia reflexiva com dor distante associada ao rosto, olhos e cabeça. [34]

O neuroma encapsulado em paliçada não é uma forma de neuroma traumático, mas pode representar uma hiperplasia primária de fibras nervosas, o axônio e as suas células da bainha. Uma teoria alternativa é que representa uma neoplasia inicial. A lesão foi primeiramente descrita por Reed e os seus colegas de trabalho como um tumor cutâneo begnin, clinicamente distinto, solitário, ocorrendo com igual frequência em ambos os sexos e limitado na sua distribuição anatómica a áreas de junções muco-cutâneas borbulhantes predominantemente na face. Um caso no lábio inferior foi relatado por Tomich e Moll.[72]

Características histológicas:

O aspecto histológico do neuroma é característico e mostra uma massa de neurofibrilas irregulares e frequentemente entrelaçadas e células de Schwann situadas num estroma de tecido conjuntivo escasso ou predominante. Muito deste tecido conjuntivo é provavelmente derivado do perineurium. A própria fibra nervosa proliferante pode ocorrer ou em pequenos feixes discretos ou espalhar-se difusamente pelo tecido. Deve ter-se o cuidado de diferenciar esta lesão tanto do neurofibroma como do neurilemmoma.[71]

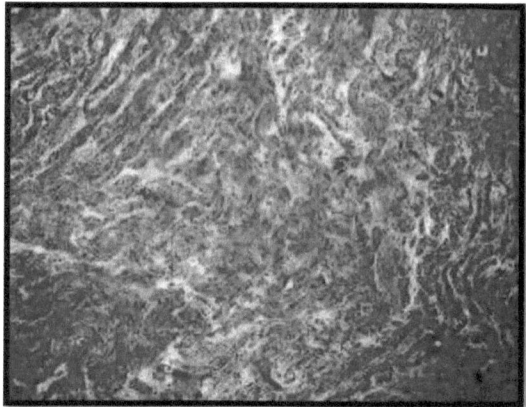

Tratamento e Prognóstico:

Devido à natureza progressiva desta lesão e à dor associada, é melhor tratada por excisão cirúrgica juntamente com uma pequena porção proximal do nervo envolvido. A recorrência não é comum, embora a secção do nervo durante o tratamento seja semelhante à lesão que precedeu o desenvolvimento do tumor. [34]

SÍNDROME DE NEOPLASIA ENDÓCRINA MÚLTIPLA
Introdução:

As múltiplas síndromes de neoplasia endócrina (MEN) são caracterizadas por tumores de origem neuroendócrina. O tipo, síndrome MEN III, são também chamados síndrome MEN IIb ou síndrome de neuroma de mucosa múltipla, foi inicialmente descrito por Wagenmann em 1922.

A doença está associada a feocromocitoma adrenal, carcinoma medular da tiróide e múltiplos pequenos nódulos neuroma submucosos do tracto aerodigestivo superior. A doença é herdada como uma característica autossómica dominante, embora muitos casos pareçam ser mutações espontâneas.[74]

O indivíduo afectado tem um tipo de corpo alto, lanhoso e marfanoide, com um rosto estreito e talvez com perda de músculos. Os tumores adrenais e da tiróide só se apresentam normalmente após a puberdade, enquanto os neuromas da mucosa oral se desenvolvem normalmente durante a primeira década de vida. Os neuromas da mucosa oral são extremamente raros, talvez inexperientes, fora da síndrome MEN III. As síndromes MEN são causadas por mutações do proto-oncogene RET, um importante regulador do desenvolvimento da crista neural e o receptor do factor neurotrófico derivado da glial (GDNF). [36]

Características clínicas:

O neuroma da mucosa oral desta doença apresenta-se como um nódulo branco-amarelado de 2-7 mm, sésseis, indolor dos lábios, língua anterior e comissuras vestibulares. Normalmente existem 2 a 8 (ou mais) neuromas, com lesões mais profundas com coloração normal. Pode haver sneuromas suficientes no corpo dos lábios para produzir alargamento e uma aparência de "lábio acidentado". Nódulos semelhantes podem ser vistos nas pálpebras, por vezes produzindo eversão da pálpebra e na esclerótica. A pele facial, especialmente à volta do nariz, também pode estar envolvida.[71]

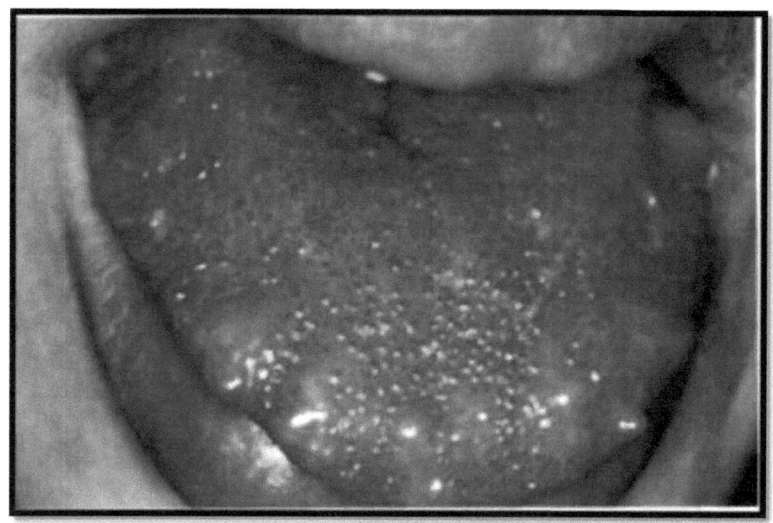

Os valores laboratoriais anormais fazem parte desta síndrome. Quando um carcinoma medular da tiróide está presente, os níveis de calcitonina sérica e urinária são elevados. Quando um feocromocitoma está presente, verifica-se frequentemente um aumento dos níveis séricos de ácido vanilillmandélico (VMA) e rácios alterados de epinefrina / norepinefrina. [36, 37]

O neuroma da mucosa é constituído por um agregado parcialmente encapsulado ou proliferação de nervos, frequentemente com perineurium espesso, entrelaçados uns com os outros num padrão plexiforme. Este padrão tortuoso de nervos é visto dentro de um fundo de estroma fibroso de tipo endoneurium solto. Os nervos individuais fluem em fascículos de duas ou três fibras e são histologicamente normais, excepto para hiperplasias ocasionais e expansões bulbosas.

Características histológicas:

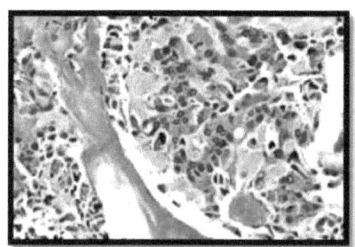

As células inflamatórias não são vistas no estroma e a displasia não está presente nos tecidos neurais. Pode haver uma estreita semelhança microscópica com o neuroma traumático, mas os fascículos de fluxo da neurona mucosa são normalmente mais uniformes e os nervos entrelaçados do neuroma traumático carecem do espesso perineurium do neuroma mucoso.[71]

Tratamento e prognóstico:

Os neuromas mucosos desta síndrome são assintomáticos e auto-limitados e não apresentam problemas que exijam tratamento. Podem, contudo, ser removidos cirurgicamente para fins estéticos ou se estiverem a ser constantemente traumatizados. É fortemente sugerido que outros membros da família também possam ser avaliados para o HOMEM III. [39]

NEUROFIBROMA
Introdução:

Também conhecido por:

1. Neurofibromatose
2. A doença de Von Recklinghausen da pele
3. Fibroma Molusco.

O neurofibroma é um tumor benigno de origem de tecido nervoso, derivado das células que constituem a bainha nervosa. É visto como uma lesão solitária ou como parte da síndrome generalizada da neurofibromatose (doença de Von Recklinghausen da pele). A forma solitária não difere da forma disseminada ou da forma múltipla da doença, excepto que os factores sistémicos e hereditários presentes na forma disseminada estão ausentes na forma solitária. [43]

A célula de origem para o neurofibroma não foi definitivamente identificada, mas acredita-se em geral que surge dos fibroblastos perineurais que são de origem neuroectodérmica. A causa do neurofibroma solitário não é conhecida. No entanto, a neurofibromatose é herdada como um traço autossómico dominante com um elevado grau de penetração mas de expressividade variável. Até 50% casos são relatados como sendo o resultado de mutação espontânea. Recentemente foram definidos dois subconjuntos:

1. Associado à Neurofibromatose tipo I (NF I) - mutações genéticas dos genes supressores do tumor que codificam a **neurofibromina** no cromossoma 17q11.2.

2. Associado à Neurofibromatose tipo II (NF II) - mutações genéticas dos genes supressores do tumor que codificam o **schwannomin** no cromossoma 22q12.1.[71]

Características clínicas:

A neurofibromatose, embora não seja uma doença extremamente comum, não é de modo algum uma raridade clínica. Tem sido relatada em todas as raças e não apresenta uma predilecção sexual significativa e consistente pela sua ocorrência. A natureza hereditária da a doença tem sido reconhecida há muitos anos e sabe-se agora que é herdada como um traço autossómico simples dominante com penetração variável e uma taxa de mutação de 50%. Ocorre com uma frequência de um caso em aproximadamente 3.000 nascimentos na população em geral. [42]

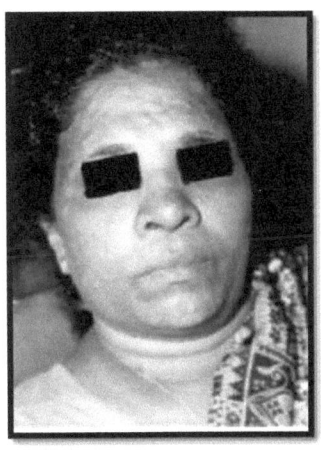

A incidência do NF I situa-se entre 1 em 2,500-3,300 e a sua prevalência na população é de 1 em 5,000. A incidência de nascimentos de NF I situa-se entre 1 em 33.000-40.000 com uma prevalência dentro da população de 1 em 210.000.

O grande significado clínico da neurofibromatose, para além do problema cosmético, reside no facto de em alguns pacientes ocorrer subsequentemente uma transformação maligna numa ou mais das suas lesões. A incidência de transformações sarcomatosas na neurofibromatose tem sido colocada aproximadamente 15% de todos os casos por Hosoi e por Preston e os seus colegas de trabalho. O tipo de sarcoma tem sido descrito de forma variada como fibrossarcoma, sarcoma de células fusiformes e sarcoma neurogénico. No entanto, os neurofibromas solitários raramente sofrem transformações malignas. Preston e os seus co-investigadores relataram outras lesões patológicas associadas, defeitos congénitos e doença ocular que ocorrem em aproximadamente 20% dos seus pais. [44, 45]

Manifestações orais:

As lesões orais ocorrem em doentes com a doença de Von Recklinghausen da pele, mas a percentagem de doentes que apresentam tais manifestações não é definitivamente conhecida. Na série relatada por Preston e os seus associados, os neurofibromas intraorais estavam presentes em 7% dos pacientes. Em contraste, Cherrick e Eversole relataram que 20% de uma série de 19 casos de neurofibroma intraoral ocorreram em associação com a doença de Von Recklinghausen. Nódulos discreéticos não vulcados que tendem a ser da mesma cor que a mucosa normal são geralmente vistos na mucosa bucal, palato, cume alveolar, vestíbulo e língua. Outros casos exibem massas difusas de tecido que podem envolver o palato, tecidos vestibulares e cume alveolar e são compostos pelo mesmo tipo de tecido que o observado nas lesões isoladas. Além disso, a macroglossia devida ao envolvimento difuso da língua é bem reconhecida e foi revista por Ayres e os seus associados. Chen e Miller também relataram uma série de 55 casos de tumores benignos do nervo da cavidade oral e notaram a preponderância do neurofibroma sobre o neurilemmoma. [46]

São vistos casos ocasionais de neurofibroma localizados centralmente dentro da mandíbula. Estes estão geralmente na mandíbula, associados ao nervo mandibular e mostram radiograficamente uma ampliação fusiforme do canal mandibular. O envolvimento do nervo trigémeo pode causar dor facial ou parestesia. Ellis e os seus associados também discutiram tumores da bainha do nervo central das mandíbulas e descobriram que muito poucos destes relatados estavam associados a neurofibromatose múltipla.[72]

O neurofibroma apresenta uma variação considerável na estrutura histológica, mas é geralmente composto por uma proliferação de delicadas células fusiformes com núcleos ondulados misturados com neurite num padrão irregular, bem como delicadas fibrilhas de tecido conjuntivo entrelaçadas. Os padrões celulares e mixóides predominam; as características organóides não estão presentes. Os melanócitos podem por vezes ser encontrados no tumor e os mastócitos são comuns. As lesões podem ou não estar bem circunscritas.

Características histológicas:

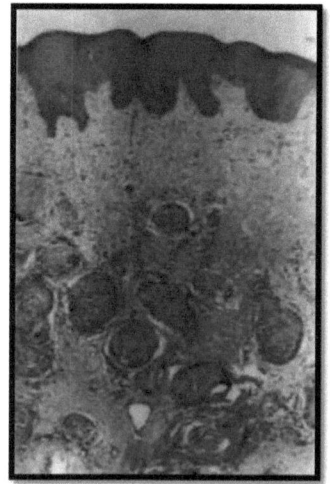

No neurofibroma plexiforme, o nervo periférico mixomatoso

padrão pode ser o de massas distorcidas de tecido ainda dentro da bainha perineural são espalhados dentro de uma matriz rica em colagénio. Este quadro histológico é considerado como praticamente um diagnóstico de neurofibromatose, mesmo na ausência de outras manifestações. Há relatos da existência de neurofibromas plexiformes solitários não associados a quaisquer síndromes estabelecidas, ocorrendo na cavidade oral na mucosa bucal e na gengiva. [44, 45, 46]

As células lesionais são uniformemente positivas para a proteína S100, o que significa que são originárias de tecido derivado de crista neural. Os anticorpos para o antigénio da membrana epitelial, CD57 e colagénio IV são de valor secundário e só são utilizados quando a diferenciação histológica com outros tumores

neurais é difícil.[74]
Tratamento:
As neurofibromas orais solitárias são geralmente tratadas por excisão cirúrgica, dependendo da extensão e do local. A remoção cirúrgica pode resultar em recorrência e múltiplas recorrências têm sido associadas a transformação maligna (515%). Contudo, para as neurofibromas associadas à neurofibromatose, a remoção cirúrgica é tentada apenas por razões funcionais ou cosméticas. O aconselhamento genético e a avaliação dos outros membros da família devem ser realizados para aqueles suspeitos de serem afectados por uma síndrome. [43]

NEUROLEMMOMA
Introdução:

Também conhecido por:
1. Neurilemmoma
2. Fibroblastoma perineural
3. Schwannoma
4. Neurinoma
5. Lemmoma

O neurolemmoma é um tumor bastante comum aceite hoje em dia pela maioria dos investigadores para ser derivado de células de Schwann. Os neurites não são um componente do tumor como no neurofibroma, mas podem ser encontrados na superfície do tumor. Estudos de cultura de tecidos de Murray e Stout, que cultivaram este tumor in vitro, dão crédito à ideia das células de Schwann como a fonte de origem. [47]

Características clínicas:

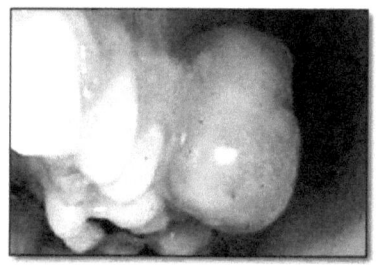

O neurolemmoma é uma lesão de crescimento lento e é geralmente de longa duração no momento da apresentação pelo paciente. Um tumor ocasional apresenta uma evolução relativamente rápida; contudo, a lesão ocorre com alguma frequência em doentes com neurofibromatose. Pode surgir em qualquer idade. Não há predilecção pelo Apesar de estes tumores terem origem no tecido nervoso, são geralmente indolores e estão a causar pressão nos nervos adjacentes em vez de no nervo de origem. O sintoma que apresenta a maioria dos pacientes é apenas a presença de uma massa tumoral.[71, 74]

Manifestações orais:
A cabeça e o pescoço são regiões bastante comuns para o desenvolvimento deste neoplasma, como mostram Ehrlich e Martin e uma variedade de localizações orais e paraorais têm sido o local de desenvolvimento do neurolemmoma. Também foram relatados casos de envolvimento de tecidos moles intra-orais como língua, mucosa bucal, palato, gengival e lábio. Outros casos envolveram as áreas do seio maxilar, glândulas salivares, retrofaríngea, nasofaríngea e retro-tonsilar.

Além disso, o neurolemmoma tem sido relatado como uma lesão central no interior do osso, principalmente na mandíbula, aparentemente decorrente do nervo mandibular. [48, 49] As lesões dos tecidos moles são geralmente um único nódulo circunscrito de tamanho variável que não apresenta características patognomónicas. Pode assemelhar-se a qualquer uma de várias lesões benignas dos tecidos moles orais. As lesões centrais no osso podem produzir destruição considerável do osso com expansão das placas corticais e assim assemelhar-se a uma lesão mais grave. A dor e a parestesia podem acompanhar estas lesões centrais do osso.

Características histológicas:
A imagem microscópica do neurolemmoma é característica e raramente pode ser confundida com a de outras lesões. O tumor é classicamente descrito como sendo composto por dois tipos de tecido:

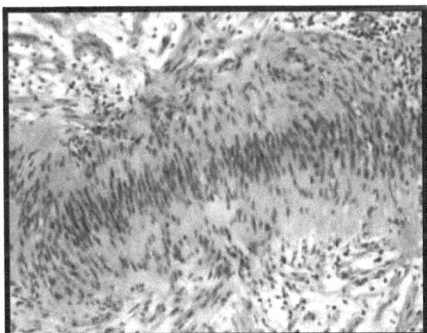

1. Antoni Tipo A
2. Antoni Tipo B

O tecido Antoni Tipo A é constituído por células com núcleos alongados ou em forma de fuso que são alinhados para formar um padrão de paliçada característico. As fibras intercelulares são dispostas em fasícula paralela entre filas de núcleos.

Estas fibras em alguns aviões darão a impressão de ocorrerem em espiral ou redemoinho. [50, 51]

O tecido Antoni tipo B não exibe esta paliçada característica, mas sim uma disposição desordenada de células e fibras com áreas do que parece ser um líquido edema e com formação de microcistos. Os corpos de Verocay, pequenas estruturas hialinas, estão também caracteristicamente presentes neste tumor. De grande importância é o facto de que em quase todos os casos o tumor está encapsulado.[72, 74]

Tratamento e Prognóstico:

O tratamento do Neurolemmoma é a excisão cirúrgica. Tal como outras lesões nervosas, este tumor não responde à radiação X. Uma vez que se trata de um tumor encapsulado, normalmente, é encontrada pouca dificuldade na sua remoção completa. Mas nos casos em que a remoção completa não é possível, então uma parte do tumor pode ser deixada para trás sem risco de recidiva. Contudo, tal porção é de má prática clínica, excepto possivelmente nos casos em que a remoção completa do tumor necessitaria de extenso sacrifício de estruturas e resultaria em deformidade. A recidiva é incomum.

O Neurolemmoma não sofre transformação maligna, tal como o pode fazer o neurofibroma após numerosos episódios de adulteração cirúrgica. [52]

TUMOR NEUROECTODÉRMICO MELANÓTICO DA INFÂNCIA
Introdução:

Também conhecido por:

1. Ameloblastoma pigmentado
2. Melanoameloblastoma
3. Tumor da retina
4. Progonoma melanótico
5. Odontoma epitelial melanótico
6. Teratoma pigmentado
7. Melanoblastoma atípico
8. Epólise pigmentada
9. Coristoma de retina
10. Teratoma retinoblástico
11. Melanocarcinoma congénito

O tumor neuroectodérmico melanótico da infância (MNTI) é uma neoplasia pigmentada osteolítica relativamente pouco comum que afecta principalmente as mandíbulas dos recém-nascidos. Inicialmente foi relatado por Krompecker em 1981 como um melanocarcinoma congénito. Várias teorias sugeriram a sua origem a partir do aparelho odontogénico, da anlage pigmentada da retina ou dos tecidos neuroectodérmicos sensoriais.

Em 1966, Borello e Gorlin relataram um caso com excreção urinária elevada de ácido vanillmandélico (VMA), sugerindo uma origem de crista neural e propuseram o termo tumor neuroectodérmico melanótico da infância. Desde então, numerosos estudos histoquímicos, imunohistoquímicos, microscópicos electrónicos e de cultura de tecidos têm apoiado a origem da crista neural e confirmado o termo preferido de tumor neuroectodérmico melanótico da infância.[72]

Características clínicas:

Mais de 90% dos casos presentes no primeiro ano de vida, geralmente da idade de um a seis meses. A idade média dos doentes com MNIT é de 4,3 meses. Embora casos extremamente raros de MNIT sejam relatados em adultos. A predilecção sexual é quase igual, com uma relação homem-mulher de 6:7. Mais de 90% dos casos ocorrem na região da cabeça e pescoço, com a maior parte da parte anterior do cume do maxilar. Outros locais comuns incluem o crânio, a mandíbula, o epidídimo e o cérebro. Foram relatadas lesões raras no ombro, na pele, no fémur, no mediastino e no útero.

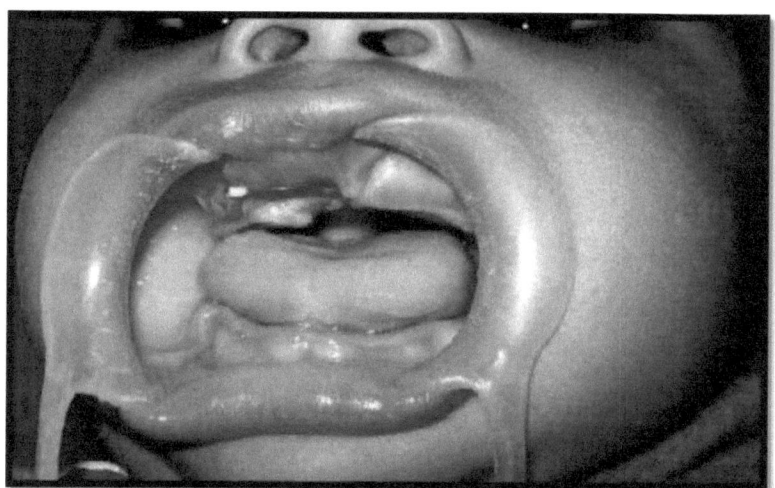

A maioria dos casos relatados têm sido lesões de crescimento rápido, não aeradas e de pigmentação escura que têm dado um aspecto radiográfico de uma neoplasia maligna invasiva. Na sua posição tipicamente pré-maxilar, o tumor pode deslocar ou destruir a dentição decídua e permanente em desenvolvimento. Pode estar presente como unilocular, ou raramente como radiolucência multilocular.

Todos os valores hematológicos e químicos do sangue estão dentro da gama normal. A única descoberta em alguns mas não em todos os doentes com MNIT é um aumento do nível urinário de VMA, mas não mostra qualquer correlação com o seu comportamento clínico.[71, 74]

Características Histológicas:

O aspecto microscópico deste tumor é característico devido ao seu padrão bifásico distinto. É geralmente uma massa tumoral não encapsulada e infiltrante de células dispostas num padrão de alvéolo como espaços revestidos por células cuboidais ou grandes células poligonais, que têm citoplasma e núcleos pálidos abundantes com cromatina finamente dispersa, muitos dos quais contêm pigmento de melanina. A coloração fontana pode ser utilizada para demonstrar o pigmento de melanina. As porções centrais do alveolar

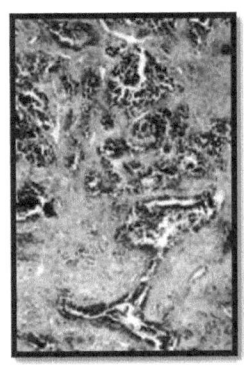
Os espaços contêm muitas pequenas células redondas do tipo neuroblastoplasma que mostram pouco citoplasma e exibem um núcleo redondo e profundamente manchado. Um estroma fibroso moderadamente vascular suporta as células tumorais.[71, 74]

Tratamento e Prognóstico:

O tratamento é de excisão cirúrgica e é geralmente curativo. Este tratamento pode geralmente ser realizado com uma maxillectomia parcial. Muitos clínicos defendem uma margem de 5 mm de tecido saudável a ser incluída com uma peça cirúrgica.

A recorrência local tem sido observada em 10-60% dos doentes. Globalmente, a taxa de recidiva é de 15-20%. Aproximadamente 1% dos tumores são malignos, sendo que apenas tumores raros produzem metástases. [61]

TUMORES MALIGNOS DE ORIGEM DE TECIDO NERVOSO
TUMOR MALIGNO DA BAINHA DO NERVO PERIFÉRICO
Introdução:

Também conhecido por:

1. Schwannoma maligno
2. Neurilemmoma maligno
3. Escarcoma Neurogénico
4. Neurofibrossarcoma

Tumor maligno da bainha do nervo periférico (MPNST) é agora o nome preferido para a malignidade do fuso celular das células de Schwann do nervo periférico. Representa aproximadamente 10% de todos os sarcomas de tecido mole e o seu diagnóstico tem sido chamado "um dos diagnósticos mais difíceis e elusivos em doenças de tecido mole". Até metade de todos os casos de MPNST são diagnosticados em pessoas com neurofibromatose I (4% dos pacientes com neurofibromatose I). Cerca de um em cada 10 casos está associado à irradiação. O local preferido são as extremidades inferiores, mas uma pequena percentagem destas lesões ocorre na região da cabeça e pescoço, geralmente associada aos grandes nervos cranianos, especialmente o nervo trigémeo. [62]

Características clínicas:

Estes tumores ocorrem normalmente em pessoas de 20-50 anos de idade, mas as crianças e as pessoas idosas podem ser afectadas. As lesões que se desenvolvem em pessoas com neurofibromatose I ocorrem tipicamente uma década ou mais cedo do que as de doentes sem síndrome. Há uma ligeira predilecção pelos homens. A área mais comum de envolvimento é o pescoço, o envolvimento da cavidade oral é raro. Quando ocorre na cavidade oral é normalmente visto surgir da língua ou do palato mole. O lábio, gengival, palato e mucosa bucal têm sido locais de envolvimento. Em os tumores centrais, a mandíbula ou o nervo mandibular é mais frequente afectada do que a

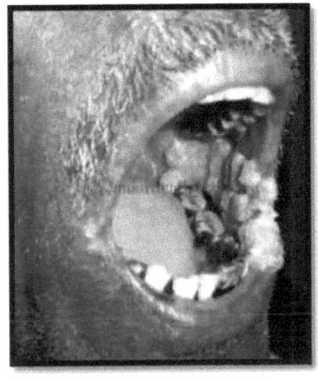

Características radiográficas:

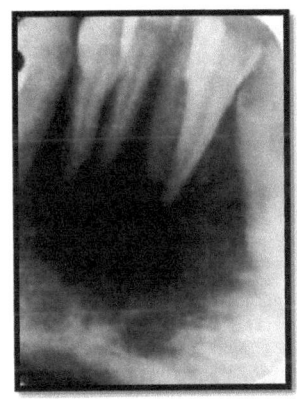

Características Histológicas:

Em alguns casos não há nenhuma queixa para além da presença de uma massa, embora noutros casos a dor e/ou a parestesia, a fraqueza muscular estejam presentes. Na cirurgia a fixação ao tronco central não é invulgar e o cirurgião pode notar degeneração cística ou hemorragia no interior do estroma lesional.[71]

A radiografia pode revelar uma radiolucência difusa característica de uma neoplasia infiltrante maligna. Por outro lado, o aspecto pode ser apenas o de uma radiolucência suave, tal como a dilatação do canal mandibular quando o tumor é originário deste nervo. Quando esta aparência prevalece, a lesão pode ser confundida na radiografia com uma benigna.

Assemelha-se ao fibrossarcoma na sua organização geral, mas as células lesionais espigadas demonstram o contorno ondulado ou em forma de vírgula e o contorno nuclear das células de Schwann. O citoplasma das células lesionais é geralmente indistinto e ligeiramente eosinofílico. O pleomorfismo celular e nuclear pode ser bastante pronunciado e a actividade mitótica é normalmente elevada. As células fusiformes estão dispostas em fascículos de varredura intercalados com regiões hipocelulares e mixóides.

Os Tumores Histologicamente Malignos do Tumor da Bainha Nervosa, podem ser classificados em três categorias, dependendo das suas características:

1. Epitheloid
2. Mesenquimal
3. Glandular

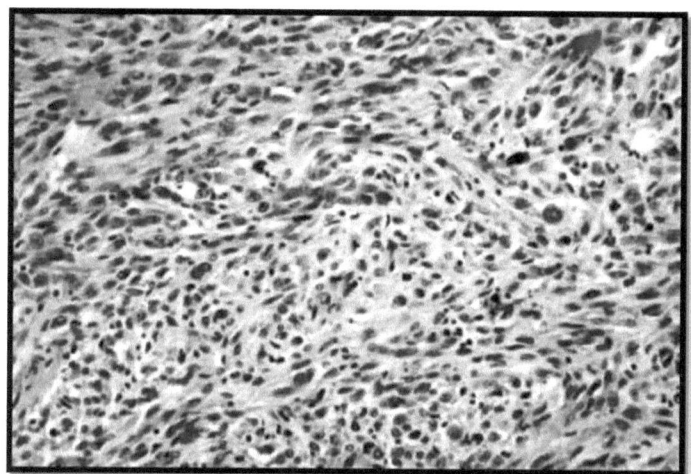

Variante epitelóide: demonstra células epitelóides plump, arredondadas ou ovóides espalhadas através das células lesionais spindled espalhadas pelas células lesionais spindled, geralmente em número bastante reduzido e em aglomerados bem definidos. Estas células podem ter núcleos vesiculares ou hipercromáticos e podem ter ligeiras semelhanças com as células do melanoma amelanótico.

Algumas lesões MPNST mostram diferenciação rabdomioblástica levando ao uso comum do termo diagnóstico Triton Tumor. As células do fuso são intercaladas com células grandes, gorda, arredondada ou com citoplasma eosinofílico, fibrilar e com estrias cruzadas no citoplasma. Estas células podem ser agrupadas e devem ser distinguidas do simples aprisionamento de fibras musculares estriadas. [62, 63]

O MPNST glandular contém áreas com estruturas ductais normalmente bem diferenciadas, revestidas por células epiteliais simples, estratificadas, cuboidais ou colunares com células gobliais ocasionais. O lúmen pode conter muco PAS-positivo, diástase resistente.

Os casos raros de MPNST contêm tipos de tecido sarcomatoso, especialmente osteosarcoma, condrossarcoma e angiossarcoma. Estes têm sido por vezes indistinguíveis do mesenquimato maligno dos tecidos moles.

As MPNST podem assemelhar-se a fibrossarcoma e podem requerer Imuno-histoquímica e avaliação EM para discernir diferenças diagnósticas úteis. Os outros sarcomas mais parecidos com este tumor são o leiomiossarcoma e o sarcoma sinovial monofásico.

Distinguir a MPNST de um tumor benigno de bainha nervosa não é geralmente difícil, mas alguns neurofibromas podem ser bastante celulares e podem conter células pleomórficas ocasionais. Nesses casos, a presença ou ausência de actividade mitotiucosa é geralmente a característica determinante.[74]

Tratamento e Prognóstico:

O MPNST da região oral é tratado por ampla excisão cirúrgica, mas as recidivas locais são comuns e a metástase hematogénica ocorre em pelo menos metade dos casos tratados. O tumor é resistente à radioterapia e quimioterapia e os que ocorrem na neurofibromatose comportam-se de uma forma mais agressiva do que os associados à síndrome. Globalmente, a sobrevivência de cinco anos para a MPNST é de 40-75%. [63]

NEUROBLASTOMA OLFACTIVO
Introdução:
O neuroblastoma olfactivo é um tumor raro aparentemente originário do aparelho olfactivo e, portanto, encontrado com mais frequência na cavidade nasal e na nasofaringe. Foram relatados casos ocasionais, quer originando ou invadindo o seio maxilar. [67]

Características clínicas:

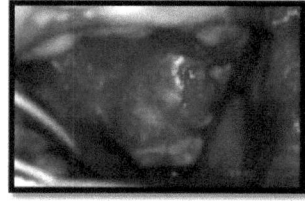
adultos em vez de crianças. [68]

A lesão aparece geralmente como um inchaço doloroso na área da fossa nasal. É um tumor invasivo e destrutivo, mas só raramente se metástase, principalmente nos gânglios linfáticos cervicais e nos pulmões. Em contraste com outros tipos de neuroblastoma, esta lesão ocorre geralmente em

Características Histológicas:

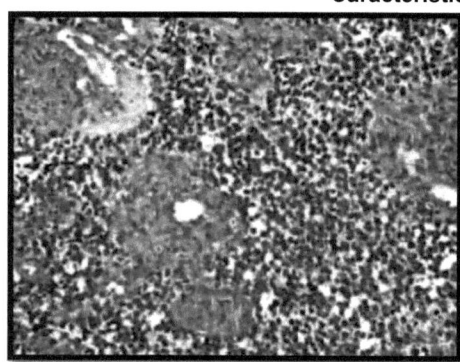

A aparência do tumor é caracteristicamente uma das massas densamente embaladas de pequenas células escurecidas, cada uma com um citoplasma eosinofílico mal definido e um núcleo vesicular redondo regular, por vezes, com cromatina pontilhada. A formação de roseta é comum. Trata-se de uma estrutura pseudoglandular forrada por uma única camada de células colunares não lisas com um núcleo basal e uma borda cuticular no ápice da célula. Estas assemelham-se às células sustentaculares e olfactivas da mucosa. As neurofibrilas eosinofílicas estendem-se para o lúmen a partir das bordas celulares. As pseudorosettes também ocorrem. Figuras mitóticas estão frequentemente presentes, mas não em grande número. O estroma tem um padrão neurológico fibrilar.[71,74]

Tratamento:
O tratamento é geralmente cirúrgico, por radiação ou ambos em combinação. Embora a recidiva da lesão seja bastante comum, o seu prognóstico é geralmente justo. Há uma taxa de sobrevivência de cinco anos em 52% dos casos. [68]

RESUMO E CONCLUSÃO

O sistema nervoso consiste em dois tipos principais de células, ou seja, a célula nervosa e as suas células de suporte. Os tumores do tecido neural surgem em ligação com a bainha dos nervos periféricos, a neuroglia e as próprias células nervosas imaturas. Estas neoplasias de origem neurogénica surgem a partir das células de origem neuroectodérmica. A maioria dos tumores do sistema nervoso periférico deriva de células de Schwann e dos seus elementos nervosos periféricos.

Na região oral, os tumores neurais ocorrem tanto nos tecidos moles como nos ossos da mandíbula. Ocorrem como um inchaço superficial indolor e suave nos tecidos moles da boca, sendo a língua o local mais comum. Dentro dos ossos da mandíbula apresentam uma taxa de crescimento lenta e uma ligeira expansão das placas corticais.

Os tumores neurais benignos e malignos podem ocorrer na região oral e perioral. O padrão de crescimento e o comportamento clínico subsequente dos tumores neurogénicos difere em diferentes locais e coloca problemas diagnósticos e terapêuticos significativos.

O nervo periférico é a fonte de uma vasta gama de tumores, tanto não-neoplásicos como neoplásicos. Durante as últimas três décadas, esta área foi submetida a uma extensa reavaliação com reavaliação de entidades antigas, descrevendo novas entidades e clarificando a relação entre tumores benignos e malignos.

As neoplasias das bainhas do nervo periférico ocupam um lugar único entre os tumores de tecido mole. Primeiro, em vez de derivar de uma célula mesenquimatosa, assume-se que a maioria das neoplasias do nervo periférico provêm de células de origem neuroectodérmica. Em segundo lugar, a maioria dos tumores malignos das bainhas nervosas surgem de tumores benignos anteriores. Devido à tendência para transformação maligna, a capacidade de distinguir entre vários tipos de neoplasias benignas de nervos periféricos é de importância vital.

Os tumores neurais representam uma vasta gama de lesões que devem ser diferenciadas umas das outras. Para além da histopatologia, é necessária uma investigação clínica e bioquímica exaustiva. Por vezes a imuno-histoquímica pode ser a única forma de distinguir entre os diferentes tumores.

Os vários métodos disponíveis para a detecção de tumores neurais benignos e malignos são nomeadamente a Imunohistoquímica, a microscopia electrónica e a radiografia, Estas técnicas permitiram a detecção precoce dos tumores neurais, dando assim um melhor prognóstico após o tratamento.

Assim, o objectivo desta Dissertação da Biblioteca tem sido dar conta clara e actualizada dos vários aspectos dos Tumores Neurais Orais, com razoável compreensão da sua classificação, etiologia, origem, características clínicas e histopatológicas, o que ajudará na compreensão da etiologia básica e patologia dos Tumores Neurais Orais. Isto ajudará no diagnóstico precoce e no tratamento adequado dos pacientes.

BIBLOGRAFIA

1. **Arthur Hess.** "Fine Structure of Nerve Cells and Fibers, Neuroglia, and Sheaths of the Ganglion Chain in the Cockroach". J. Biofisiologia e Biochemistry Cytology. 1958. Vol. 4, No. 6.

2. **Jack Rosenbluth & Sanford L. Palay.** "A fina estrutura dos corpos das células nervosas e as suas bainhas de mielina no oitavo gânglio nervoso do peixe-dourado". Journal of Biophysical and Biochemical Cytology. 1961; Volume 9,

3. **Waxman SG & Ritchie JM.** "Dissecação molecular do axônio mielinizado". Anual de Neurologia. 1993; Fev; 33(2):121-36.

4. **Carlos Lois & Arturo Alvarez-Buylla.** "A proliferação de células da zona subventricular no cérebro do mamífero adulto pode diferenciar-se em neurónios e glia". Proc. Natl. Acad. Sci. USA. Março de 1993; Vol. 90, pp. 2074-2077.

5. **Goldman JE.** "Lineage, migration, and fate determination of postnatal subventricular zone cells in the mammalian CNS". Journal of Neurooncology. 1995; 24(1):61-4.

6. **Fraher J & Cheong E.**[11] Especializações em células Glial-Schwann na transição do sistema nervoso centralperiférico de um ciclostoma: um estudo ultra-estrutural". ACTA Anatomy Basale. 1995; 154(4):300-14.

7. **Scherer SS.** "Especializações moleculares em nós e paranódios no nervo periférico". Microscience Research Technology.1996; 1 de Agosto; 34(5):452-61.

8. **Arroyo EJ & Scherer SS.** "Sobre a arquitectura molecular das fibras mielinizadas". Journal of Neurobiology. 1999; Vol 2(5):122-130.

9. **Goldman JE, Zerlin M, Newman S, Zhang L, Gensert J.** "Determinação do destino e migração de progenitores no CNS pós-natal de mamíferos". Journal of Neurocience. 2001; Vol 1(2):142-150.

10. **John Fraher.** "Axons e interfaces glial": Estudos ultra-estruturais". Journal of Anatomy. 2002; 200, pp415-430.

11. **Jonathon Shlens, Greg D. Field, Jeffrey L. Gauthier, Matthew I. Grivich, Dumitru Petrusca, Alexander Sher, Alan M. Litke e E. J. Chichilnisky.** "The Structure of Multi-Neuron Firing Patterns inPrimate Retina". The Journal of Neuroscience". 9 de Agosto de 2006; 26(32):8254- 8266.

12. **Schafer DP, Rasband MN.** "Regulação glial da membrana axonal nos nós de Ranvier". Opinião actual Neorobiologia. 2006; 16(5):508-14.

13. **Waxman SG.** "Desmielinização em lesão da medula espinal". Journal of Neurology Science.1989; Jun; 91(1-2):1-14.

14. **Waxman SG.** "Desmielinização na lesão medular e esclerose múltipla: o que

podemos fazer para melhorar a recuperação funcional". Journal of sNeurotrauma. 1992; Mar;9 Suppl 1:S105-17.

15.   **Arroyo EJ, Xu T, Poliak S, Watson M, Peles E, Scherer SS.** "Especializações internodais de axônios mielinizados no sistema nervoso central". Pesquisa de tecidos celulares. 2001; Jul; 305(1):53-66.

16.   **Steven S. Scherer & Edgardo J. Arroyo.** "Progresso recente na organização molecular dos axônios mielinizados". Journal of Peripheral Nervous System. 2002; 7(1):12.

17.   **Denisenko-Nehrbass N, Faivre-Sarrailh C, Goutebroze L, Girault JA.** "Uma visão molecular sobre junções paranodais de fibras mielinizadas". Journal of Physiology. 2002; Jan-Mar; 96(1-2):99-103.

18.   **Oguievetskaia K, Cifuentes-Diaz C, Girault JA, Goutebroze L.** "Cellular contacts in myelinated fibers of the peripheral nervous system" (Contactos celulares em fibras mielinizadas do sistema nervoso periférico). Ciência Médica Paris. 2005; Fev; 21(2):162-9.

19.   **Schafer DP, Rasband MN.** "Regulação glial da membrana axonal nos nós de Ranvier". Opinião actual Neorobiologia. 2006; Out; 16(5):508- 14.

20.   **Hildebrand C, Remahl S, Persson H, Bjartmar C.** "Myelinated nerve fibres in the CNS". Journal of Anatomy. 2009; Vol. 2(3): 415-430.

21.   **S. Blumcke, H. R. Niedorf.** "Estudos de microscópio electrónico de células de Schwann durante a degeneração walleriana com especial referência aos filamentos citoplasmáticos". Acta Neuropathologica. 1966; Volume 6, Número 1: 46-60.

22.   **Avellino AM, Hart D, Dailey AT, MacKinnon M, Ellegala D, Kliot M.** "Differential macrophage responses in the peripheral and central nervous system during wallerian degeneration of axons". Neurologia Expermental. 1995 Dez; 136(2):183-98.

23.   **Dyer JK, Bourque JA, Steeves JD.** "Regeneração dos axônios cérebro-espinhais após lesão e ruptura imunológica da mielina em rato adulto". Exp. Neorology.1998 Nov; 154(1):12-22.

24.   **Keirstead HS, Blakemore WF.** "O papel dos oligodendrócitos e dos oligodendrócitos progenitores de oligodrócitos na remielinização do CNS". Avanços em Biologia Médica Experimental. 1999; 468:183-97.

25.   **John P. Fraher.** "A zona de transição e a regeneração do SNC". Journal of Anatomy. 1999; 194,161-68.

26.   **Dezawa M.** "A interacção e mecanismos adesivos entre axon e célula de Schwann durante a regeneração nervosa central e periférica". Kaiboqaku Zasshi 2000 Jun;75(3):255-65.

27.   **Fenrich K, Gordon T.** "Canadian Association of Neuroscience review: axonal

regeneration in the peripheral and central nervous systems - current issues and advances". Revista Canadiana de Ciências Neurológicas. Maio de 2004; 31(2):142-56.

28. **Totoiu MO, Keirstead HS.** "Lesão da medula espinal é acompanhada de desmielinização progressiva crónica". Journal of Comprehensive Neurology. 2005 Jun 13 ; 486(4):373-83.

29. **U. Shivraj Sohur, Jason G. Emsley, BartleyD. Mitchell e JeffreyD. Macklis.** "Neurogénese do adulto e reparação do cérebro celular com progenitores neurais, precursores e células estaminais". Philosophical Transactions Research Society B. (2006) 361, 1477-1497.

30. **Andrew D Gaudet, Phillip G Popovich e Matt S Ramer.** "Degeneração walleriana": Ganhar perspectiva sobre eventos inflamatórios após lesão do nervo periférico". Journal of Neuroinflammation. 2011; 8:110.

31. **Maharudrappa Basnaker, G.S. Kumar.** "Tumor Neural da Região Oral e Paraoral". Revista Internacional de Clínicas Dentárias. 2011:3(1):34- 43.

32. **Lee EJ, Calcaterra TC, Zuckerbraun L.** "Neuromas traumáticos da cabeça e do pescoço". Jornal Orelha, Nariz, & Garganta. 1998; 77(8):670-4, 676.

33. **Sherman JD, Dagnew E, Pensak ML, van Loveren HR, Tew JM Jr.** "Facial nerve neuromas: relatório de 10 casos e revisão da literatura". Journal of Neurosurgery. 2002; 50(3):450-456.

34. **Rainsbury JW, Whiteside OJ, Bottrill ID.** "Neuroma traumático do nervo facial: Relatos de casos". The Journal of Laryngology and Otology. 2007; 121(6):601-605.

35. **Mark Gonzalez, MD.** "Neuromas da Mão e Extremidade Superior". Diário da Cirurgia da Mão. Março de 2010; Vol.35, Número 3; Páginas 499-510.

36. **N. M. J. Schweitzer, B. A. E. Van Der Pol.** "Neuroma de mucosa múltipla (MMN) ou neoplasia endócrina múltipla (MEN) tipo 3 síndrome". Documenta Ophthalmologic. Setembro de 1977; Volume 44, Número 1, pp 151-159.

37. **Lois M. Mulligan.** "Mutações da linha germinal do proto-oncogene *RET* em múltiplas neoplasias endócrinas tipo 2A". Natureza. 1993; 363, 458 - 460.

38. **Francesca Marini, Alberto Falchetti, Francesca Del Monte, Silvia Carbonell Sala, Isabella Tognarini, Ettore Luzi e Maria Luisa Brandi.** "Neoplasia endócrina múltipla tipo 2". Orphanet Journal of Rare Diseases 2006, 1:45.

39. **C. Romei, E. Pardi, F. Cetani, e R. Elisei.** "Características Genéticas e Clínicas da Neoplasia Endócrina Múltipla Tipos 1 e 2". Journal of Oncology. Volume 2012, Artigo ID 705036, 15 páginas.

40. **Lim DJ, Rubenstein AE, Evans DG, Jacks T, Seizinger BG, Baser ME, Beebe D,**

Brackmann DE, Chiocca EA, Fehon RG, Giovannini M, Glazer R, Gusella JF, Gutmann DH, Korf B, Lieberman F, Martuza R, McClatchey Al, Parry DM, Pulst SM, Ramesh V, Ramsey WJ, Ratner N, Rutkowski JL, Ruttledge M, Weinstein DE. "Avanços na neurofibromatose 2 (NF2): um relatório de oficina". Journal of Neurogenetics. 2000 Jun;14(2):63-106.

41. **Maha M Lakksi e Gihen Tennekoon.** "Neurofibromatose Tipo I". Journal of Neuroscience Research.2000; 62; 755-763.

42. **Amy Theos, MD; e Bruce R. Korf, MD, PhD.** ^Patofisiologia da Neurofibromatose Tipo 1". Ann Intern Med. 2006; 144(11):842-849.

43. **Patil K, Mahima V.G., Shetty S.K. e Lahari K.** "Neurofibroma Plexiforme Facial numa criança com Neurofibromatose Tipo I: Um relato de caso". Journal of Indian Society of Pedodontics Preventive Dentistry. 2007; Vol 6; 28-30.

44. **Kevin P. Boyd, MD, Bruce R. Korf, MD, PhD, e Amy Theos, MD.** "Neurofibromatose tipo 1". J Am Am Acad Dermatol. 2009 Julho; 61(1): 116.

45. **Asthagiri AR, Parry DM, Butman JA, Kim HJ, Tsilou ET, Zhuang Z, Lonser RRJ[1]** Neurofibromatose tipo 2". Lanceta. 2009 Jun 6; 373(9679):1974-86.

46. **Sharma P, Narwal A, Rana AS, Kumar S.** "Intraosseous Neurofibroma of maxilla in a child- A case report". Journal of Indian Pedodontic Preventive Dentistry. 2009; Vol.27 (1); 60-67.

47. **C. N. Sun, H. J. White.** "Um estudo electrão-microscópico de um schwannoma com especial referência a estruturas enfaixadas e esferóides peculiares de membranas com múltiplas câmaras". The Journal of Pathology. 1974; Volume 114, Número 1, páginas 13-16.

48. **Horie Y, Akagi S, Taguchi K, Yoshino T, Hayashi K, Takahashi K, Akagi T** "Schwannoma maligno que surge no nervo intracraniano do trigémeo. Um relatório de um caso de autópsia e uma revisão da literatura". Acta. Patologia do Japão. 1990 Mar;40(3):219-25.

49. **Yamashiro S, Nagahiro S, Mimata C, Kuratsu J, Ushio Y.** "Relatório de trigeminal maligno associado a xeroderma pigmentosum". Câncer de Medicina Neurológica. 1994 Dez; 34(12):817-20.

50. **Moeller HC, Heiland M, Vesper M, Hellner D, Schmelzle R** "Primary solitary malignant schwannoma of the trigeminal nerve, Report of a case and review of the literature". Mund Kiefer Gesichtschir. 1999 Nov; 3(6):331-4.

51. **Akimoto J, Ito H, Kudo M.** "Primary intracranial malignant schwannoma of

trigeminal nerve". Um relato de caso com revisão da literatura". Acta. Neurochir. 2000; 142(5):591-5.

52.   **Jeffrey A. Stonea, Hector Coopera, Mauricio Castilloa e Suresh K. Mukherji.** "Schwannoma Maligno do Nervo do Trigêmeo". Revista Americana de Neuroradiologia. 2001; 22: 505-507.

53.   **Ugokwe K, Nathoo N, Prayson R, Barnett GH.** "Trigeminal nerve schwannoma with ancient change". Relato de caso e revisão da literatura". Journal of Neurosurgery. 2005 Jun;102 (6):1163-5.

54.   **Capote A, Escorial V, Reina T, Munoz-Guerra MF, Nieto S, Naval L.** "Primary malignant schwannoma of the cervical plexus with melanocytic differentiation". Journal of Maxillofacial Surgery. 2006 Ago; 35(8):767-71.

55.   **Dwarakanath Srinivas, M.S., M.Ch., Sampath Somanna, M.Ch., Chandramouli Bangalore Ashwathnarayana, M.Ch. e Indira Devi Bhagavatula, M.Ch.** "Multicompartmental Trigeminal Schwannomas: Estratégias de Gestão e Resultados". Base do crânio. 2011; Volume 21, No. 6.

56.   **Ajaz Shah, Suhail Latoo, Irshad Ahmad, Altaf Malik e Amrit Pal Singh.** "Schwannoma cusing resorption of zygomatic arch". Journal of Oral and Maxillofacial Pathology. 2011; Vol. 15; 80-83.

57.   **Syed Ahmed Mohuniddin e Sheeraj Badal.** "Inchaço sublingüe - Schwannoma: Um relato de caso raro". Jornal Indiano de Ciências Orais. 2012; Vol. 3 (1); 42-44.

58.   **Kacker A, Bahadur S, Singh M.** "Tumor melanótico neuro-ectodérmico da infância, decorrente do osso escamoso e occipital". J Laryngology Otology. 1993 Set; 107(9):843-4.

59.   **El-Saggan A, Bang G, Olofsson J.** "Melanotic neuroectodermal tumour of infancy arising in the maxilla". J Laryngology Otology. 1998 Jan; 112(1):61-4.

60.   **Kruse-Losler B, Gaertner C, Burger H, Seper L, Joos U, Kleinheinz J.** "Tumor neuroectodérmico melanótico da infância: revisão sistemática da literatura e apresentação de um caso". J Cirurgia oral, Oral Med.,Oral Pathology , Oral Radiology. 2006 Ago; 102(2):204-16.

61.   **Lambropoulos V, Neofytou A, Sfougaris D, Mouravas V, Petropoulos A.** "Tumor neuroectodérmico melanótico da infância (MNT1) que surge no crânio. Breve revisão de dois casos". Acta. Neurochir. 2010; 152(5):869-75.

62.   **J S Wilkinson, H Reid e G R Armstrong.** "Transformação maligna de um vestibular schwannoma recorrente". J Patologia Clínica. 2004; 57:109110.

63.   **D. E. Porter, V. Prasad, L. Foster, G. F. Dall, R. Birch e R. J. Grimer.** "Survival InMalignant Peripheral Nerve Sheath Tumours": A Comparison between Sporadic and

Neurofibromatosis Type 1- Associated Tumours". Sarcoma. 2009.

64. **Kiran Alam, Anshu Jain, Aroonima Misra e A H Khan.** "Cellular schwannoma mascarado de tumor maligno da bainha do nervo periférico: um dilema de diagnóstico". Relatos de casos de BMJ. 2013.

65. **R S Minhas, J S Thakur e D R Sharma.** "Schwannoma primário do seio maxilar disfarçado de tumor maligno". Relatórios de casos BMJ de 2013.

66. **Ejaz A, Wenig BM.** [11]Sinonasal undifferentiated carcinoma: características clínicas e patológicas e uma discussão sobre classificação, diferenciação celular e diagnóstico diferencial". Acta. Neurochir. 2005 Maio; 12(3):134-43.

67. **Andrew M. Bellizzi, MD, T. David Bourne, MD, Stacey E. Mills, MD, e Edward B. Stelow, MD.** "The Cytologic Features of Sinonasal Undifferentiated Carcinoma and Olfactory Neuroblastoma". Anatomic Pathology / CYTOLOGY OF SNUC AND ONB. Am J Clin Pathol 2008;129:367-376.

68. **Lester D. R. Thompson.** "Neuroblastoma Olfactivo". Neuroblastoma de cabeça e pescoço (2009) 3:252-259.

69. **Livro-texto da Neuroanatomia Clínica.** Vishram Singh; 2nd edição.
70. **Princípios de Anatomia & Fisiologia.** G.J. Tortora; 13th edição.
71. **Livro-texto de Patologia Oral.** Shafer; 7th edição.
72. **Patologia Oral & Maxilo-facial.** Neville; 3rd edição.
73. **Livro-texto de Patologia Oral.** Anil Ghom.
74. **Livro-texto de Patologia Oral.** Harsh Mohan; 6th edição.

CONTEÚDO

INTRODUÇÃO 1
REVISÃO DE LITERATURA 4
DISCUSSÃO 29
DEGENERAÇÃO DOS NERVOS 56
CLASSIFICAÇÃO DOS TUMORES NEURAIS ORAIS 59
TUMORES NEURAIS ORAIS BENIGNOS 60
TUMORES MALIGNOS DE ORIGEM DE TECIDO NERVOSO 76
RESUMO E CONCLUSÃO 81
BIBLOGRAFIA 83

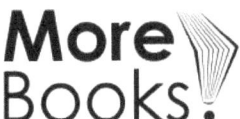
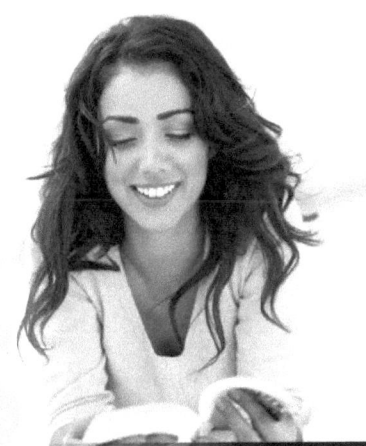

I want morebooks!

Buy your books fast and straightforward online - at one of world's fastest growing online book stores! Environmentally sound due to Print-on-Demand technologies.

Buy your books online at
www.morebooks.shop

Compre os seus livros mais rápido e diretamente na internet, em uma das livrarias on-line com o maior crescimento no mundo! Produção que protege o meio ambiente através das tecnologias de impressão sob demanda.

Compre os seus livros on-line em
www.morebooks.shop

info@omniscriptum.com
www.omniscriptum.com

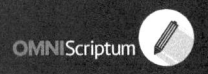

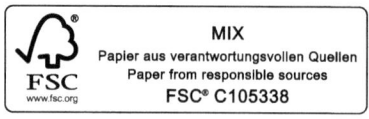

Printed by Books on Demand GmbH, Norderstedt / Germany